肾脏病综合诊疗精要

SHENZANGBING ZONGHE ZHENLIAO JINGYAO

主编 王冬燕 张文文 史美娟 李 杲

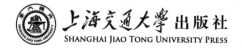

上海交通大学出版社
SHANGHAI JIAO TONG UNIVERSITY PRESS

内容提要

本书着重叙述了肾病及相关疾病的病因机制、病理生理、临床表现、诊断与鉴别诊断、治疗。本书编写体系合理，内容充实，直观形象地反映了现阶段肾脏病诊治的最新研究与进展，具有科学性、新颖性、实用性的特点，可供肾病诊疗相关的临床工作者和教学工作者参考。

图书在版编目（CIP）数据

肾脏病综合诊疗精要 / 王冬燕等主编. --上海 ：
上海交通大学出版社，2023.12
ISBN 978-7-313-29923-9

Ⅰ．①肾⋯ Ⅱ．①王⋯ Ⅲ．①肾疾病－诊疗 Ⅳ.
①R692

中国国家版本馆CIP数据核字（2023）第228683号

肾脏病综合诊疗精要

SHENZANGBING ZONGHE ZHENLIAO JINGYAO

主　　编：王冬燕　张文文　史美娟　李　杲
出版发行：上海交通大学出版社
邮政编码：200030
印　　制：广东虎彩云印刷有限公司
开　　本：710mm×1000mm　1/16
字　　数：216千字
版　　次：2023年12月第1版
书　　号：ISBN 978-7-313-29923-9
定　　价：198.00元

地　　址：上海市番禺路951号
电　　话：021-64071208
经　　销：全国新华书店
印　　张：12.25
插　　页：2
印　　次：2023年12月第1次印刷

编委会

前　言

随着社会经济的发展和医学科学技术水平的提高,人类健康状况有了很大的改善,在 20 世纪许多国家和地区人民的平均期望寿命增加了 1 倍以上。然而,在新世纪到来的时候,我们仍然面临许多健康问题的挑战。这些挑战包括在逐渐战胜了许多严重危害人类生存的急性传染性疾病后,如何应付主要因人类行为和生活方式导致的各种慢性疾病;在医疗保健服务不断延伸、扩展的同时,如何提高医疗保健服务的质量;在新的生物医学技术不断进步的同时,如何应付这些新技术带来的伦理和道德挑战,等等。

肾内科学是内科学中的一个重要分支,主要研究肾、输尿管、膀胱和尿道等内科方面疾病的诊断与治疗。国内外流行病学调查显示,肾脏病是一类严重威胁人类健康和生命并消耗大量卫生资源的常见病。目前,肾脏病的防治面临严峻挑战,面对这些挑战,国内外医学工作者进行了大量的基础研究和临床试验,加之许多新技术、新方法、新思路的出现,在肾内科疾病的诊疗方面取得了前所未有的进步与发展。然而,现有医学教材和专著讲基础理论的内容较多,讲实际诊疗指南的相对较少,难以让临床工作者在短时间内得到关于肾脏病临床诊治的具体指导。为此,我们组织了一批具有丰富临床工作经验的专家,编撰了《肾脏病综合诊疗精要》一书。

本书通过参考众多中西方肾病诊疗的相关文献与书籍,汇总了近年来急、慢性肾病及肾病相关性疾病诊治的新进展、新观点、新技术与新方法。本书主要介绍了肾病及相关疾病的病因机制、病理生理、临床表现、诊断与鉴别诊断、治疗。本书编写体系合理,内容充实,直观形象地反映了现阶段肾脏病诊治的最新研究与进展,具有科学性、新颖性、实用性的特点,可供肾病诊疗相关的临床工作者和教学工作者参考。

由于我们的学识水平和专业水平有限,书中存在错误与不足之处在所难免,诚请广大同仁批评指正。

《肾脏病综合诊疗精要》编委会

2023 年 1 月

目 录

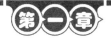

第一章 肾脏疾病的常见症状

第一节 腰 痛

肾实质无感觉神经纤维分布，因此肾实质损害时无疼痛感觉，但肾被膜、肾盂、输尿管有来 T_{10} 至 L_1 段的感觉神经纤维分布，因此当肾被膜受刺激或肾盂、输尿管病变时，或者肾脏病变侵犯周围组织时，可产生肾区疼痛。

一、肾绞痛

肾绞痛是由于各种原因导致肾盂、输尿管发生急性阻塞，导致阻塞部位以上急性积水，内压增高，诱发肾盂、输尿管痉挛，而造成剧烈疼痛。肾绞痛临床表现为突然发生的间歇性或持续性且阵发加剧的侧腹痛。患者常痛苦不堪，辗转不安，甚至打滚，可伴恶心、呕吐、面色苍白、大汗淋漓，甚至休克，发作后常有不同程度的血尿，常见的肾绞痛原因包括：①肾输尿管结石、血块或肿瘤坏死组织等堵塞尿路；②肾下垂或游走肾，因肾蒂血管或输尿管扭曲而造成尿路梗阻；③肾梗死，由于肾动静脉血管急性血栓形成或栓塞，致肾缺血而引起肾区剧痛。

二、肾区钝痛

肾区钝痛是肾脏病变对肾被膜或肾盂的牵拉，或病变侵犯局部神经所致。为慢性持续性的隐痛，或内部沉重痛，病变范围表现为一侧或两侧，常局限于腰部脊肋角处，并可有轻度叩击痛，站立或劳累后加重，一般不伴有明显的全身症状。为肾脏病变引起的肾肿胀对肾被膜的牵拉或病变侵犯局部神经所致。见于非感染性肾脏病，如多囊肾、肾囊肿、肾肿瘤及肾盂积水等。

三、肾区胀痛

肾区胀痛为持续性较剧烈的疼痛，可见于一侧或两侧，部分患者疼痛在腰部活动时加重,常伴有明显的全身症状和肾区叩击痛。多见于肾区感染性疾病或肾缺血、破裂,如肾脓肿、肾周脓肿、急性肾盂肾炎、肾梗死、肾静脉血栓形成、肾破裂、肾肿瘤出血或坏死等。

四、肾区叩痛

肾区叩痛是指用左手掌平贴于患者腰部肾区,用右拳轻叩左手掌背而引起的疼痛,正常人肾区无叩痛。肾区叩痛常见于肾脏及肾脏周围组织炎症,如肾盂肾炎、肾脓肿、肾周脓肿、肾脏结石或肿瘤及肾盂积水等。

诊断注意与肾外病变鉴别。①皮肤:带状疱疹;②肌肉、腰椎病变;③腹膜后肿瘤;④胰腺病变;⑤主动脉夹层动脉瘤;⑥肾绞痛需与各种急腹症相鉴别。

第二节 排 尿 异 常

一、尿路刺激症状

尿路刺激症状包括尿急、尿频、尿痛和尿不尽的感觉。

(一)尿急

尿急指有尿意不能控制需立即排尿,见于急性膀胱炎、尿道炎、前列腺炎、泌尿系统结石、膀胱癌、神经源性膀胱等。

(二)尿频

正常成年人白天平均排尿 4~6 次,夜间 0~2 次,如多于此频率则为尿频,临床见于以下情况。

(1)尿频发生而每次尿量正常,全日总尿量增多,见于糖尿病、尿崩症、急性肾衰竭(ARF)多尿期等。

(2)尿频而每次尿量减少或仅有尿意而无尿排出。①膀胱尿道受刺激:如泌尿道炎症、结石、结核等;②膀胱容量减少:见于膀胱占位病变、挛缩、膀胱附近器官压迫等;③下尿路梗阻:见于前列腺增生、尿道狭窄等;④神经源性膀胱;⑤精神紧张、焦虑或恐惧等引起。

(三)尿痛

尿痛指患者排尿时膀胱区及尿道疼痛或烧灼感,见于泌尿系统炎症、结石、异物、膀胱癌等。

二、尿失禁

尿失禁是指尿液不由自主地从尿道流出,是由于膀胱括约肌损伤或神经功能障碍而丧失排尿自控能力。

(一)真性尿失禁

由于膀胱逼尿肌持续性张力增加,尿道括约肌过度松弛,尿液不自主地流出。

(1)膀胱及尿道病变,如炎症、结石、结核、肿瘤等。

(2)上尿道梗阻,如输尿管结石等。

(3)尿道括约肌松弛,如分娩、外伤、前列腺切除术后、骨盆骨折后等。

(4)神经病变,见于大脑发育不全、脑血管病变、昏迷、神经源性膀胱等。

(二)假性尿失禁

由于膀胱过度膨胀压力增加,使尿液溢出。

(1)下尿路梗阻、尿道狭窄、前列腺肥大及肿瘤等。

(2)神经源性膀胱,如脊髓损伤等。

(三)压力性尿失禁

由于尿道括约肌松弛,腹内压骤然升高所致,见于妊娠、巨大子宫、手术致括约肌损伤、经产妇和绝经期妇女。

(四)先天性尿失禁或尿瘘尿失禁

该情况见于先天性或后天性尿路畸形,如尿道上裂、尿道下裂、脐尿管未闭、输尿管开口异位、膀胱外翻、输尿管、膀胱或尿道与阴道或子宫之间形成的瘘管导致的尿失禁。

三、尿潴留

尿液潴留于膀胱内而不能排出称为尿潴留。

(一)急性尿潴留

发病突然,膀胱胀满但尿液排不出。尿液完全不能排出称为完全性尿潴留,如排尿后膀胱内仍残留有尿液称为不完全性尿潴留。

1.机械性梗阻

前列腺增生、尿道损伤、结石、肿瘤、异物、妊娠子宫等。

2.动力性梗阻

麻醉手术后、神经系统损伤、炎症、肿瘤及应用松弛平滑肌药物后。

3.其他原因

低血钾、高热、昏迷、不习惯卧床排尿及局部疼痛影响用力排尿者。

(二)慢性尿潴留

起病缓慢,膀胱胀痛不明显,常有少量排尿。

(1)尿道梗阻性疾病:前列腺增生、前列腺癌、膀胱癌、尿道狭窄等。

(2)膀胱输尿管反流。

(3)神经源性膀胱。

四、尿流异常

尿流异常系指排尿时尿流细小、迟缓、分叉,尿滴沥等。主要由尿道膀胱炎症、前列腺炎、结石、肿瘤、畸形等引起,神经精神性疾病偶可引起尿流异常。

第三节 血 尿

血尿是指尿液中出现异常数量的红细胞。中段尿离心沉淀后(10 mL尿,1 500转/分,5分钟)沉渣镜检,若红细胞>3个/高倍视野则为血尿,正常人12小时尿沉渣计数红细胞<50万。只在显微镜下见到红细胞称为"镜下血尿",肉眼即可见到血色(尿中含血量超过1 mL/L)称为"肉眼血尿"。引起血尿的常见病因有以下几种。

一、泌尿生殖系统疾病

(一)感染性炎症

1.细菌

肾盂肾炎、膀胱炎及尿路感染,肾、膀胱结核。

2.病毒

各种急性病毒感染,如流感病毒、肝炎病毒、流行性出血热、腮腺炎、风疹或柯萨奇病毒等。

3.寄生虫

血吸虫、疟疾及血丝虫等。

4.其他

如梅毒螺旋体、钩端螺旋体、真菌与滴虫等。

（二）非感染性炎症

主要为免疫反应炎症，如急/慢性肾炎综合征、急进性肾炎、急/慢性肾小球肾炎、狼疮肾炎、间质性肾炎、肺-肾综合征、IgA肾病及肾移植排斥反应等。

（三）结石

肾、输尿管、膀胱、尿道以及前列腺结石。

（四）肿瘤

肾、输尿管、膀胱及尿道的良性或恶性肿瘤以及转移性肿瘤、前列腺肥大及癌肿等。

（五）损伤

外伤、介入性器械检查、手术或导尿等。

（六）血管疾病

肾皮质坏死、肾梗死、肾动脉硬化、肾动脉瘘、肾血管瘤、肾静脉血栓形成、动脉炎等。

（七）遗传性疾病

薄基底膜肾病、遗传性肾炎、先天性多囊肾病、海绵肾等。

（八）化学药品或药物

磺胺、盐酸氯胍、山道年、酚酞、利福平、乌洛托品，某些重金属如汞、砷等。

（九）其他

肾下垂、游走肾、膀胱或尿道息肉、憩室、尿道肉阜、膀胱内子宫内膜异位症、膀胱或尿道内异物、溶血性尿毒症综合征或肾乳头坏死等。

二、全身性疾病

严重的全身感染、风湿病、血液病及中毒等均可引起血尿。

（1）感染：伤寒、猩红热、流行性出血热、钩端螺旋体病与丝虫病及败血症等。

（2）免疫性疾病：过敏性紫癜、系统性红斑狼疮、结节性多动脉炎、皮肌炎及混合性结缔组织病等。

（3）血液系统疾病：血小板减少性紫癜、再生障碍性贫血、白血病、血友病、血栓性血小板减少性紫癜、多发性骨髓瘤及其他凝血功能异常的疾病。

（4）心血管系统疾病：恶性高血压、动脉硬化症与充血性心力衰竭等。

（5）代谢性内分泌疾病：痛风、糖尿病、甲状旁腺功能亢进、淀粉样变与Fabry病等。

（6）过敏中毒：抗凝剂、磺胺、卡那霉素、杆菌肽、保泰松、汞、砷、塞替派、环孢素、天花粉、喜树碱、放射线、鱼胆、蛇毒、牛奶或输血反应等。

（7）维生素 C、K 缺乏等。

三、尿路邻近器官疾病

常见有急性阑尾炎、盆腔炎或脓肿、输卵管及附件炎或脓肿、子宫或阴道炎症以及直肠、结肠、宫颈或卵巢肿瘤等。

四、其他

还有几种比较特殊的血尿类型：

（一）运动性血尿

运动性血尿指仅在运动后出现的血尿，一般多出现在剧烈运动后，如长跑、拳击等。

（二）直立性血尿

直立性血尿指血尿出现在身体直立时，平卧时消失。常见的原因是胡桃夹现象，多见十较为瘦高的青少年，男性多见，病因是由于左肾静脉受到腹主动脉和肠系膜上动脉的压挤，使左肾血流回流受阻，肾盂内静脉曲张渗血导致血尿，尿红细胞为均一性。患者预后良好，成年后大多血尿逐渐减轻。彩色多普勒B超可以帮助诊断。

（三）特发性高尿钙症

特发性高尿钙症是以尿钙排泄增多而血钙正常为特征的疾病，主要见于儿童，其病因不明确，临床主要表现为反复发作性肉眼血尿或镜下血尿。

第四节 白细胞尿

尿液中含较多白细胞称白细胞尿。清洁中段尿（10 mL，1 500 转/分，5 分钟）离心沉淀镜检白细胞＞5 个/高倍视野或 12 小时尿白细胞计数＞100 万者为异常。如白细胞已变性破坏则称为脓尿。如清洁外阴后无菌条件下留取中段尿液涂片时每个高倍视野均可见细菌或培养菌落计数＞10^5 则称为菌尿。由于各实验室检测方法不同，正常值可有差异。

白细胞尿大多由泌尿系统的感染性疾病引起，但泌尿系统非感染性疾病及泌尿系统邻近组织的感染性疾病也能导致。常见的病原体包括：①细菌：如大肠埃希菌、副大肠埃希菌、变形杆菌、阴沟杆菌、结核杆菌、淋球菌、葡萄球菌等；②病毒：如流感病毒、肝炎病毒、EB 病毒及巨细胞病毒等；③真菌：如白色念珠菌、隐球菌、曲菌、放线菌等；④寄生虫：如滴虫、弓形虫、阿米巴原虫、包虫等；⑤其他：如衣原体、支原体、梅毒螺旋体等。而非感染性疾病主要有过敏性间质性肾炎、肾小球肾炎、结缔组织病、剧烈运动及发热等。引起白细胞尿的常见病因有以下几种。

一、泌尿生殖系统疾病

（1）肾脏疾病：肾盂肾炎、肾盂积脓、肾脓肿、肾乳头坏死、肾结核、肾结石感染、肾肿瘤、某些肾小球疾病、肾小管间质疾病、狼疮肾炎、血管炎肾损害等。

（2）输尿管疾病：输尿管炎症、结石、肿瘤等。

（3）膀胱疾病：膀胱炎症、结核、肿瘤、异物等。

（4）尿道疾病：尿道炎症、结石、肿瘤、异物、狭窄、尿道旁腺炎或脓肿。

（5）前列腺疾病：前列腺炎症、脓肿、肿瘤等。

（6）精囊疾病：精囊炎症、脓肿、结核等。

二、泌尿生殖系统邻近组织和器官疾病

肾周炎症或肾周脓肿、输尿管周围炎或脓肿、阑尾脓肿、输卵管卵巢炎症或脓肿、结肠或盆腔脓肿、腹膜炎、肠道炎症等。诊断需注意以下几点。

（1）留取尿标本选择中段清洁尿，避免操作不规范造成污染或白带污染。

（2）白细胞尿伴有尿路刺激症状，应及时做细菌学检查涂片找细菌或中段尿细菌培养。

（3）抗生素治疗无效的白细胞尿，应怀疑泌尿系统结核而做相关检查。

第五节 蛋 白 尿

健康成人 24 小时尿蛋白排泄量为 (80 ± 24) mg,总量 <150 mg,青少年可略高,但不超过300 mg/24 h,用常规的加热醋酸法或磺柳酸法不能检出。当尿中蛋白排泄量超过上述界限而被检出时,即称为蛋白尿。

蛋白尿的分类方法有很多,如根据尿蛋白的分子量大小可分为选择性蛋白尿(中、小分子为主)和非选择性蛋白尿(含有大分子蛋白质),根据性质还可分为生理性蛋白尿(包括功能性和体位性)和病理性蛋白尿,根据蛋白尿的持续时间还可分为一过性蛋白尿和持续性蛋白尿,但最常用的是按发生机制分类。

一、按发生机制分类

(一)肾小球性蛋白尿

肾小球具有分子筛效应,肾小球借助于滤过膜静电屏障和筛孔,能有效地限制大分子物质通过。由于炎症、免疫等因素,使肾小球滤过膜损伤以致孔径增大,或由于肾小球毛细血管网的各层,特别是足突细胞层的唾液酸蛋白减少或消失,以致滤过膜负电荷消失,肾小球滤过膜通透性增高,使肾小球滤液中的蛋白质增多,超过肾小管重吸收能力,由此所引起的蛋白尿,称为肾小球性蛋白尿。此种蛋白尿圆盘电泳图形中以白蛋白为主,占 70%～80%,微球蛋白正常或轻度增加。尿蛋白排出量较多,常 >2 g/24 h 尿。根据肾小球病变滤过膜损伤程度的不同,漏出的蛋白质分子量也有变化。首先小微孔孔径扩大,中等分子量的蛋白质滤出增加,故尿内白蛋白最多,其后,随着病变的进展,基膜病变不断严重,大微孔增大增多,大分子蛋白质滤出增加,尿内大分子球蛋白如免疫球蛋白(IgG)显著增加。肾小球性蛋白尿见于各类肾小球疾病、肾淤血、肾血管病变、糖尿病肾病、淀粉样变肾病、肾缺血缺氧等。

(二)肾小管性蛋白尿

由于肾小管的炎症、中毒等引起肾小管损害,而肾小球滤过膜尚正常,以致肾小球滤过的小分子量蛋白质不能被近曲小管充分回吸收而产生的蛋白尿,称肾小管性蛋白尿。此种蛋白尿以小分子量蛋白质为主(11 000～40 000),其成分为激素、酶、轻链、肽类等,尿圆盘电泳中以 β_2-微球蛋白、溶菌酶增高为主,白蛋白正常或轻度增多。尿蛋白排出量常＜1.5 g/24 h,见于各种肾小管疾病、家族性肾小管功能缺陷、重金属(如汞、镉、砷、铋)或有机溶剂(苯、四氯化碳)以及抗菌药物(庆大霉素、卡那霉素、磺胺、多黏菌素等)引起的中毒性肾病、镇痛剂肾病、急慢性间质性肾炎、范科尼综合征、巴尔干肾病、肝豆状核变性、系统性红斑狼疮性肾损害。

(三)溢出性蛋白尿

肾小球滤过及肾小管重吸收均正常,但由于血液中有大量异常的蛋白质如免疫球蛋白的轻链或急性溶血时游离血红蛋白增加,这些小分子蛋白质可经肾小球滤出,超过了肾小管的重吸收能力,因而产生蛋白尿,称为溢出性蛋白尿。分子量＜45 000,成分为不完全异常蛋白质,包括血红蛋白尿、肌红蛋白尿、免疫球蛋白单克隆轻链碎片(分子量 22 000 或 44 000)。临床常见有尿本周蛋白(Bence Jones proteins,BJP),其临床意义有:①具有诊断意义:BJP 尿是多发性骨髓瘤(50%～70%)、原发性巨球蛋白血症(16%～25%)、原发性淀粉样变性(92%)、良性单克隆免疫球蛋白血症(20%)、轻链沉积病(50%)等单克隆性免疫球蛋白疾病的重要特征;②可推测预后:尿 BJP 阳性患者亦多有尿毒症表现,表明预后亦越差;③可作为产生细胞数(如肿瘤细胞)的指标:BJP 产生水平的异常,常可反映产生 BJP 的基因单克隆细胞数。Matsuura 等研究发现,某些单克隆 BJP 可不经细胞膜上的抗原表达而直接进入胞核并最终导致细胞死亡(细胞 DNA 裂解),BJP 的酰胺酶活性是其细胞毒性的根本原因。BJP 的本质为构成免疫球蛋白的两种多肽链中的一种轻(L)链。通常 BJP 是二聚体,分子量约45 000,L 链分为 κ 型和 λ 型。轻链测定及 κ/λ 比值,尤其是 λ 链的增高对诊断多发性骨髓瘤有较高的价值。Guan 等研究了 L 轻链病(λ 链)致近曲小管损伤机制,认为 L 轻链具有活性 Na^+-K^+-ATP 酶是造成 L 轻链致临床常见的 Fanconi 综合征(多发性近端肾小管功能障碍综合征)的重要机制。

血红蛋白尿常出现于阵发性睡眠性血红蛋白尿症(PNH)等因细胞膜缺陷引起的溶血性贫血。肌红蛋白(myoglobin,Mb)是一种低分子(分子量 16 000～17 500)亚铁血红素蛋白。临床上广泛应用于急性心肌梗死的诊断,血、尿 Mb 测定对肾功能评价亦有报道。挤压伤时肌肉细胞破坏大量肌红蛋白分解释放可引起的肌红蛋白尿。尿 Mb 测定结果与尿 β_2-MG 呈直线相关,与 β_2-MG 测定结果分析,可进一步提高肾功能损害早期诊断的敏感性和特异性,且不受饮食因素影响,1 天内浓度较稳定。值得注意的是,尿 Mb 水平受肌肉损伤(特别是心肌梗死)等影响而升高,但这时尿 β_2-MG 常不升高。可见,Mb 和 β_2-MG 来源不同,对肾脏、心脏功能诊断存在互补作用。这些蛋白尿开始时不伴有肾小球及肾小管病变,但可以在肾小管形成管型而发生阻塞,以致引起急性肾衰竭。

(四)组织蛋白尿

在尿液形成过程中,肾小管代谢产生的蛋白质和肾组织破坏、分解的蛋白质,以及由于炎症或药物刺激泌尿系统分泌的蛋白质,进入尿液中形成的蛋白尿,称为组织蛋白尿。正常情况下,肾小管袢和远曲小管上皮细胞分泌一种血清中没有的大分子蛋白即 T-H 糖蛋白,易成为管型的基质和结石的核心。肾小管、间质炎症或肿瘤时,含蛋白质的分泌物进入尿中。尿路上皮细胞所分泌的尿黏蛋白、分泌型 IgA、溶菌酶等均属于组织蛋白质。

二、按蛋白尿性质分类

功能性蛋白尿是一种暂时出现的良性的、轻度的蛋白尿,无肾脏器质性改变,尿蛋白量较少,24 小时尿蛋白总量<1 g。一般在 0.5 g 以下,以白蛋白为主。主要见于剧烈运动后、发热、寒冷、高温作业、精神紧张、交感神经兴奋时以及充血性心力衰竭性蛋白尿等,发病机制主要为肾小球血流动力学改变或伴有肾小球滤过膜通透性增加,在解除诱因后此类蛋白尿可完全消失。

(一)直立性蛋白尿

直立性蛋白尿又称体位性蛋白尿,是指尿蛋白在直立位时出现而平卧时消失而称之。多见于青春期,30 岁以后少见。其发生机制目前认为是由于直立位时受解剖因素的影响,导致肾静脉或淋巴回流受阻,肾血流减慢,蛋白质滤过增多所致,本病多见于瘦长身材的年轻人。左肾静脉受压综合征(胡桃夹现象)可能是直立性蛋白尿的原因之一,但是不能排除肾小球结构轻度损伤的可能,本病预后良好,绝大多数在数年后可完全消失,约 20% 可呈固定而反复发作,但长期随访提示其中 80% 仍可缓慢消失。

(二)病理性蛋白尿

病理性蛋白尿是由于全身或泌尿系统疾病而产生的蛋白尿,可分为肾小球性、肾小管性、溢出性、肾组织性蛋白尿等 4 种。蛋白尿往往呈持续性,多数蛋白尿患者发病同时伴有其他症状,如伴有血尿、水肿、肾功能损害、血压升高以及其他系统性疾病损害症状,怀疑为肾实质性疾病时,可行肾活检明确诊断。

(三)微量白蛋白尿

微量白蛋白尿是指白蛋白排泄率为 20～200 μg/min 或 24 小时白蛋白排泄为 30～300 mg,且用常规方法不能检出的蛋白尿。可表现为一过性也可为持续性,目前主要用于糖尿病肾损害的早期诊断。微量白蛋白尿常见于高血糖及肾小球高滤过状态时,多与肾血流动力学改变有关。

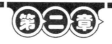

原发性肾小球疾病

第一节 急进性肾小球肾炎

急进性肾小球肾炎,简称急进性肾炎(rapidly progressive glomerulonephritis, RPGN)是一个较少见的肾小球疾病。特征是在血尿、蛋白尿、高血压和水肿等肾炎综合征表现基础上,肾功能迅速下降,数周内进入肾衰竭,伴随出现少尿(尿量<400 mL/d)或无尿(尿量<100 mL/d)。此病的病理类型为新月体性肾炎。

1914年,德国学者Frenz提出的肾炎分类,把血压高、肾功能差和进展快的肾炎称为"亚急性肾炎"(本病雏形)。1942年,英国学者Ellis对600例肾炎患者的临床和病理进行了回顾性分析,提出了"快速性肾炎"概念(本病基本型)。此后,1962年,发现部分RPGN患者抗肾小球基底膜(GBM)抗体阳性,1982年,又发现部分患者抗中性粒细胞胞质抗体(ANCA)阳性,证实本病是一组病因不同但具有共同临床和病理特征的肾小球疾病。1988年,Couser依据免疫病理学特点对RPGN进行分型,被称为Couser分型(经典分型),本病被分为抗GBM抗体型、免疫复合物型及肾小球无抗体沉积型(推测与细胞免疫或小血管炎相关),这是现代RPGN的基本分型。这种分型使RPGN诊断标准统一,便于临床研究。

国外报道在肾小球疾病肾活检病例中,RPGN占2%~5%,国内两个大样本原发性肾小球疾病病理报告,占1.6%~3.0%。在儿童肾活检病例中,本病所占比例<1%。由于并非所有RPGN患者都有机会接受肾活检,而且部分病情危重风险大的患者医师也不愿做肾活检,所以RPGN的实际患病率很可能被低估。

一、急进性肾炎的表现、诊断及鉴别诊断

(一)病理表现

确诊 RPGN 必须进行肾活检病理检查,如前所述,只有病理诊断新月体肾炎,RPGN 才能成立。光学显微镜下见到 50% 以上的肾小球具有大新月体(占据肾小囊切面 50% 以上面积),即可诊断新月体肾炎。依据新月体组成成分的不同,又可进一步将其分为细胞新月体、细胞纤维新月体和纤维新月体。细胞新月体是活动性病变,病变具有可逆性,及时进行治疗此新月体有可能消散;而纤维新月体为慢性化病变,已不可逆转。

免疫荧光检查可进一步对 RPGN 进行分型。Ⅰ型(抗 GBM 抗体型):IgG 和 C3 沿肾小球毛细血管壁呈线状沉积,有时也沿肾小管基底膜沉积。Ⅱ型(免疫复合物型):免疫球蛋白及 C3 于肾小球系膜区及毛细血管壁呈颗粒状沉积。Ⅲ型(寡免疫复合物型):免疫球蛋白和补体均阴性,或非特异微弱沉积。

以免疫病理学特征为基础的上述 3 种类型新月体肾炎,在光镜及电镜检查上也各有其自身特点。Ⅰ型 RPGN 多为一次性突然发病,因此光镜下新月体种类(指细胞性、细胞纤维性或纤维性)较均一,疾病早期有时还能见到毛细血管袢节段性纤维素样坏死;电镜下无电子致密物沉积,常见基底膜断裂。Ⅱ型 RPGN 的特点是光镜下肾小球毛细血管内细胞(指系膜细胞及内皮细胞)增生明显,纤维素样坏死较少见;电镜下可见肾小球内皮下及系膜区电子致密物沉积。Ⅲ型 RPGN 常反复发作。因此,光镜下新月体种类常多样化,细胞性、细胞纤维性及纤维性新月体混合存在,而且疾病早期肾小球毛细血管袢纤维素样坏死常见;电镜下无电子致密物沉积。另外,各型 RPGN 早期肾间质均呈弥漫性水肿,伴单个核细胞(淋巴及单核细胞)及不同程度的多形核细胞浸润,肾小管上皮细胞空泡及颗粒变性;疾病后期肾间质纤维化伴肾小管萎缩;Ⅲ型 RPGN 有时还能见到肾脏小动脉壁纤维素样坏死。

曾有学者将血清 ANCA 检测与上述免疫病理检查结果结合起来对 RPGN 进行新分型,分为如下 5 型:新Ⅰ型及Ⅱ型与原Ⅰ型及Ⅱ型相同,新Ⅲ型为原Ⅲ型中血清 ANCA 阳性者(约占原Ⅲ型病例的 80%),Ⅳ型为原Ⅰ型中血清 ANCA 同时阳性者(约占原Ⅰ型病例的 30%),Ⅴ型为原Ⅲ型中血清 ANCA 阴性者(约占原Ⅲ型病例的 20%)。以后临床实践发现原Ⅱ型中也有血清 ANCA 阳性者,但是它未被纳入新分型。

(二)临床表现

本病的基本临床表现如下。①可发生于各年龄段及不同性别:北京大学第一医院资料显示Ⅰ型RPGN(包括合并肺出血的肺出血肾炎综合征)以男性患者为主,具有青年(20～39岁,占40.3%)及老年(60～79岁,占24.4%)2个发病高峰。而Ⅱ型以青中年和女性多见,Ⅲ型以中老年和男性多见。②起病方式不一,病情急剧恶化:可隐匿起病或急性起病,呈现急性肾炎综合征(镜下血尿或肉眼血尿、蛋白尿、水肿及高血压),但在疾病某一阶段病情会急剧恶化,血清肌酐(SCr)于数周内迅速升高,出现少尿或无尿,进入肾衰竭。而急性肾炎起病急,多在数天内达到疾病顶峰,数周内缓解,可与本病鉴别。③伴或不伴肾病综合征:Ⅰ型很少伴随肾病综合征,Ⅱ型及Ⅲ型肾病综合征常见。随肾功能恶化常出现中度贫血。④疾病复发:Ⅰ型很少复发,Ⅲ型(尤其由ANCA引起者)很易复发。

下列实验室检查有助于RPGN各型鉴别。①血清抗GBM抗体:Ⅰ型RPGN患者全部阳性。②血清ANCA:约80%的Ⅲ型RPGN患者阳性,提示小血管炎致病。③血清免疫复合物增高及补体C3下降:仅见于少数Ⅱ型RPGN患者,诊断意义远不如抗GBM抗体及ANCA。

(三)诊断及鉴别诊断

本病的疗效和预后与能否及时诊断密切相关,而及时诊断依赖于医师对此病的早期识别能力,和实施包括肾活检在内的检查。临床上呈现急性肾炎综合征表现(血尿、蛋白尿、水肿和高血压)的患者,数周内病情未见缓解(急性肾炎在2～3周内就会自发利尿,随之疾病缓解),SCr反而开始升高,就要想到此病可能。不要等肾功能继续恶化至出现少尿或无尿(出现少尿或无尿才开始治疗,疗效将很差),而应在SCr"抬头"之初,就及时给患者进行肾活检病理检查。肾活检是诊断本病最重要的检查手段,因为只有病理诊断新月体肾炎,临床才能确诊RPGN;同时肾活检还能指导制订治疗方案(分型不同,治疗方案不同,将于后述)和判断预后(活动性病变为主预后较好,慢性化病变为主预后差)。不具备条件做肾活检的医院应尽快将患者转往能做肾活检的上级医院,越快越好。

RPGN确诊后,还应根据是否合并系统性疾病(如系统性红斑狼疮、过敏性紫癜等)来区分原发性RPGN及继发性RPGN;并根据肾组织免疫病理检查及血清相关抗体(抗GBM抗体、ANCA)检验来对原发性RPGN进行分型。

二、急进性肾炎发病机制的研究现状及进展

(一)发病机制概述

对 RPGN 发病机制的研究最早始于动物模型试验。1934 年，Masugi 创建的抗肾抗体肾炎模型(用异种动物抗肾皮质血清建立的兔、大鼠抗肾抗体肾炎模型)、1962 年 Steblay 建立的抗 GBM 肾炎模型(用羊自身抗 GBM 抗体建立的羊抗 GBM 肾炎模型)及 1967 年 Lerner 建立的 Goodpasture 综合征动物模型(用注入异种抗 GBM 抗体的方法在松鼠猴体内制作出的肺出血-肾炎综合征模型)都确立抗 GBM 抗体在本病中的致病作用。随着 Couser 免疫病理分类法在临床的应用，对本病发病机制的研究从 Ⅰ 型(抗 GBM 型)逐渐扩展至 Ⅱ 型(免疫复合型)和 Ⅲ 型(寡免疫沉积物型)。研究水平也由早期的整体、器官水平转向细胞水平(单核巨噬细胞、T、B 淋巴细胞、肾小球固有细胞等)。目前更深入到分子水平(生长因子、细胞因子、黏附分子等)，但是对本病的确切发病机制仍尚未完全明白。

RPGN 在病因学和病理学上有一个显著的特征，即多病因却拥有一个基本的病理类型。表明本病起始阶段有多种途径致病，最终可能会有一共同的环节导致肾小球内新月体形成。研究表明肾小球毛细血管壁损伤(基底膜断裂)是启动新月体形成的关键环节。基底膜断裂(裂孔)使单核巨噬细胞进入肾小囊囊腔、纤维蛋白于囊腔聚集、刺激囊壁壁层上皮细胞增生，而形成新月体。进入囊腔中的单核巨噬细胞在新月体形成过程中起着主导作用，具有释放多种细胞因子，刺激壁层上皮细胞增生，激活凝血系统和诱导纤维蛋白沉积等多种作用。新月体最初以细胞成分为主(除单核巨噬细胞及壁层上皮细胞外，近年证实脏层上皮细胞，即足细胞，也是细胞新月体的一个组成成分)，随之为细胞纤维性新月体，最终变为纤维性新月体。新月体纤维化也与肾小囊囊壁断裂密切相关，囊壁断裂可使肾间质的成纤维细胞进入囊腔，产生 Ⅰ 型和 Ⅲ 型胶原(间质胶原)，促进新月体纤维化。

肾小球毛细血管壁损伤(GBM 断裂)确切机制仍欠明确，主要有如下解释。

1.体液免疫

抗 GBM 抗体(IgG)直接攻击 GBM 的 Ⅳ 胶原蛋白 α3 链引发的 Ⅱ 型(细胞毒型)变态反应和循环或原位免疫复合物沉积在肾小球毛细血管壁或系膜区引发的 Ⅲ 型(免疫复合物型)变态反应，均可激活补体、吸引中性粒细胞及激活巨噬细胞释放蛋白水解酶，造成 GBM 损伤和断裂。20 世纪 60 年代至 90 年代体液免

疫一直是本病发病机制研究的重点,在Ⅰ型和Ⅱ型RPGN也都证实了体液免疫的主导作用。

2.细胞免疫

体液免疫的特征是免疫复合物的存在。1979年,Stilmant和Couser等报道了16例原发性RPGN患者的肾小球并无免疫沉积物,对体液免疫在这些患者中的致病作用提出了质疑。而后,1988年,Couser对RPGN进行疾病分型时,直接提出第3种类型,即"肾小球无抗体沉积型",它的发病机制可能与细胞免疫或小血管炎相关。1999年,Cunningham在15例Ⅲ型患者肾活检标本的肾小球中,观察到活化的T细胞、单核巨噬细胞和组织因子的存在,获得了细胞免疫在本型肾炎发病中起重要作用的证据。由T淋巴细胞介导的细胞免疫主要通过细胞毒性T细胞(CD4$^-$,CD8$^+$)的直接杀伤作用和迟发型超敏反应T细胞(CD4$^+$,CD8$^-$)释放各种细胞因子、活化单核巨噬细胞的作用,而导致毛细血管壁损伤。

3.炎症细胞

中性粒细胞可通过补体系统活性成分(C3a、C5a)的化学趋化作用、F$_c$受体及C3b受体介导的免疫黏附作用及毛细血管内皮细胞损伤释放的细胞因子(如白细胞黏附因子),而趋化到并聚集于毛细血管壁受损处,释放蛋白溶解酶、活性氧和炎性介质损伤毛细血管壁。

新月体内有大量的单核巨噬细胞,其浸润与化学趋化因子、黏附因子及骨桥蛋白相关。巨噬细胞既是免疫效应细胞也是炎症效应细胞。它可通过自身杀伤作用破坏毛细血管壁,也可通过产生大量活性氧、蛋白溶解酶及分泌细胞因子而损伤毛细血管壁;它还能刺激壁层上皮细胞增生及纤维蛋白沉积,从而促进新月体形成。

4.炎性介质

在本病中T淋巴细胞、单核巨噬细胞、中性粒细胞、肾小球系膜细胞、上皮细胞及内皮细胞均可释放各自的炎性介质,它们在RPGN的发病中起着重要作用。已涉及本病的炎症介质包括:补体成分(C3a、C5a、膜攻击复合体C5b-9等)、白细胞介素(IL-1、IL-2、IL-4、IL-6、IL-8)、生长因子(转化生长因子TGFβ、血小板源生长因子PDGF、成纤维细胞生长因子FGF等)、肿瘤坏死因子(TNFα)、干扰素(IFNβ、IFNγ)、细胞黏附分子(细胞间黏附分子ICAM、血管细胞黏附分子VCAM)及趋化因子,活性氧(超氧阴离子O$_2^-$、过氧化氢H$_2$O$_2$、羟自由基HO$^-$、次卤酸如次氯酸HOCl)、一氧化氮(NO)、花生四烯酸环氧化酶代谢产物(前列

腺素 PGE_2、PGF_2、PGI_2 及血栓素 TXA_2)和酯氧化酶代谢产物(白三烯 LTC4、LTD4)和血小板活化因子(PAF)等。炎性介质具有网络性、多效性和多源性特点,作用时间短且局限,多通过相应受体发挥致病效应。

综上所述,在 RPGN 发病机制中,致肾小球毛细血管壁损伤(GBM 断裂)的过程,既有免疫机制(包括细胞免疫及体液免疫)也有炎性机制参与。今后继续对各种炎性介质的致病作用进行深入研究,将有助于从分子水平阐明本病发病机制,也能为本病治疗提供新的思路和线索。

(二)发病机制研究进展

近年,RPGN 发病机制的研究有很大进展,本文将着重对抗 GBM 抗体及 ANCA 致病机制的某些研究进展做一简介。

1.抗肾小球基底膜抗体新月体肾炎

(1)抗原位点:GBM 与肺泡基底膜中的胶原Ⅳ分子,由 $\alpha3$、$\alpha4$ 和 $\alpha5$ 链构成,呈三股螺旋排列,其终端膨大呈球形非胶原区(NC1 区),两个胶原Ⅳ分子的终端球形非胶原区头对头地相互交联形成六聚体结构。原来已知抗 GBM 抗体的靶抗原为胶原Ⅳ $\alpha3$ 链的 NC1 区,即 $\alpha3(Ⅳ)NC1$,它有两个抗原决定簇,被称为 E_A 及 E_B;而近年发现胶原Ⅳ $\alpha5$ 链的 NC1 区,$\alpha5(Ⅳ)NC1$,也是抗 GBM 抗体的靶抗原,同样可以引起抗 GBM 病。

在正常的六聚体结构中,两个头对头交联的 $\alpha3(Ⅳ)NC1$ 形成双聚体,抗原决定簇隐藏于中不暴露,故不会诱发抗 GBM 抗体。在某些外界因素作用下(如震波碎石,呼吸道吸入烃、有机溶剂或香烟),此双聚体被解离成单体,隐藏的抗原决定簇暴露,即可诱发自身免疫形成抗 GBM 抗体。

(2)抗体滴度与抗体亲和力:抗 GBM 抗体主要为 IgG1 亚型(91%),其次是 IgG4 亚型(73%),IgG4 亚型并不能从经典或旁路途径激活补体,因此在本病中的致病效应尚欠清。北京大学第一医院所进行的研究已显示,抗 GBM 抗体亲和力和滴度与疾病病情及预后密切相关。2005 年他们报道抗 GBM 抗体亲和力与肾小球新月体数量相关,抗体亲和力越高,含新月体的肾小球就越多,肾损害越重。2009 年他们又报道,循环中抗 E_A 和(或)E_B 抗体滴度与疾病严重度和疾病最终结局相关,抗体滴度高的患者,诊断时的血清肌酐水平及少尿发生率高,最终进入终末肾衰竭或死亡者多。此外,北京大学第一医院还在少数正常人的血清中检测出 GBM 抗体,但此天然抗体的亲和力和滴度均低,且主要为 IgG2 亚型及 IgG4 亚型,这种天然抗体与致病抗体之间的关系值得深入研究。

(3)细胞免疫:动物试验模型研究已显示,在缺乏抗 GBM 抗体的条件下,将致敏的 T 细胞注射到小鼠或大鼠体内,小鼠或大鼠均会出现无免疫球蛋白沉积的新月体肾炎。α3（Ⅳ）NC1 中的多肽序列——pCol（28－40）多肽,或与 pCol（28－40）多肽序列类似的细菌多肽片段均能使 T 细胞致敏。

动物试验还显示,CD4$^+$T 细胞,特别是 Th1 和 Th17 细胞,是致新月体肾炎的重要反应细胞;近年,CD8$^+$T 细胞也被证实为另一个重要反应细胞,给 WKY 大鼠腹腔注射抗 CD8 单克隆抗体能有效地预防和治疗抗 GBM 病,减少肾小球内抗 GBM 抗体沉积及新月体形成。对抗 GBM 病患者的研究还显示,CD4$^+$ 和 CD25$^+$ 调节 T 细胞能在疾病头 3 个月内出现,从而抑制 CD4$^+$T 细胞及 CD8$^+$T 细胞的致病效应。

（4）遗传因素:对抗 GBM 病遗传背景的研究已显示,本病与主要组织相容性复合物（MHC）Ⅱ类分子基因具有很强的正性或负性联系。1997 年,Fisher 等在西方人群中已发现 *HLA-DRB1***15* 及 *HLA-DRB1***04* 基因与抗 GBM 病易感性密切相关。近年,在日本及中国人群的研究也获得了同样结论。而 *HLA-DRB1***0701* 及 *HLA-DRB1***0101* 却与抗 GBM 病易感性呈负性相关。

2.抗中性粒细胞胞质抗体相关性新月体肾炎

（1）抗体作用:近年对 ANCA 的产生及其致病机制有了较清楚了解。感染释放的肿瘤坏死因子 α（TNF-α）及白细胞介素 1（IL-1）等前炎症细胞因子,能激发中性粒细胞使其胞质内的髓过氧化物酶（MPO）及蛋白酶 3（PR3）转移至胞膜,刺激 ANCA 产生。ANCA 的（Fab）$_2$ 段与细胞膜表面表达的上述靶抗原结合,而 Fc 段又与其他中性粒细胞表面的 Fc 受体结合,致使中性粒细胞激活。激活的中性粒细胞能高表达黏附分子,促其黏附于血管内皮细胞,还能释放活性氧及蛋白酶（包括 PR3）,损伤内皮细胞,导致血管炎发生。

（2）补体作用:补体系统在本病中的作用,近来才被阐明。现已知中性粒细胞活化过程中释放的某些物质,能促进旁路途径的 C3 转化酶 C3bBb 形成,从而激活补体系统,形成膜攻击复合体 C5b-9,杀伤血管内皮细胞;而且,补体活化产物 C3a 和 C5a 还能趋化更多的中性粒细胞聚集到炎症局部,进一步扩大炎症效应。

（3）遗传因素:对 ANCA 相关小血管炎候选基因的研究很活跃。对 MHC Ⅱ类分子基因的研究显示,*HLA-DPBA***0401* 与肉芽肿多血管炎（原称韦格纳肉芽肿）易感性强相关,而 *HLA-DR4* 及 *HLA-DR6* 与各种 ANCA 相关小血管炎的易感性均相关。

此外,还发现不少基因与 ANCA 相关小血管炎易感性相关,这些基因编码

的蛋白能参与免疫及炎症反应,如 CTLA4(其编码蛋白能抑制 T 细胞功能),
PTPN22(其编码蛋白具有活化 B 细胞功能),*IL-2RA*(此基因编码高亲和力的
白细胞介素-2 受体),*AAT Z* 等位基因(α-抗胰蛋白酶能抑制 PR3 活性,减轻
PR3 所致内皮损伤。编码 α-抗胰蛋白酶的基因具有高度多态性,其中 *AAT Z*
等位基因编码的 α-抗胰蛋白酶活性低,抑制 PR3 能力弱)。

总之,对 RPGN 发病机制的研究,尤其在免疫反应及遗传基因方面的研究,
进展很快,应该密切关注。

三、急进性肾炎的治疗

(一)治疗现状

随着发病机制研究的深入和治疗手段的进步,RPGN 的短期预后较以往已
有明显改善。Ⅰ型 RPGN 患者的 1 年存活率已达 70%~80%,而出现严重肾功
能损害的Ⅲ型 RPGN 患者 1 年缓解率可达 57%,已进行透析治疗的患者 44%可
脱离透析。但要获得长期预后的改善,还需要进行更多研究。

由于本病是免疫介导性炎症疾病,所以主要治疗仍是免疫抑制治疗。临床
治疗分为诱导缓解治疗和维持缓解治疗两个阶段,前者又包括强化治疗(如血浆
置换治疗、免疫吸附治疗及甲泼尼龙冲击治疗等)及基础治疗(糖皮质激素、环磷
酰胺或其他免疫抑制剂治疗)。

(二)各型急进性肾炎的治疗方案

1.抗肾小球基底膜型(Ⅰ型)急进性肾炎

由于本病相对少见,且发病急、病情重、进展快,因此很难进行前瞻性随机对
照临床试验,目前的治疗方法主要来自于小样本的治疗经验总结。此病的主要
治疗为:血浆置换(或免疫吸附),糖皮质激素(包括大剂量甲泼尼龙冲击及泼尼
松口服治疗)及免疫抑制剂(首选环磷酰胺)治疗,以迅速清除体内致病抗体和炎
性介质,并阻止致病抗体再合成。

2012 年 KDIGO 制订的《肾小球疾病临床实践指南》对于抗 GBM 型 RPGN
推荐的治疗意见及建议如下。

推荐:除就诊时已依赖透析及肾活检示 100%新月体的患者外,所有抗 GBM
型 RPGN 患者均应接受血浆置换、环磷酰胺和糖皮质激素治疗(证据强度 1B)。
临床资料显示,就诊时已依赖透析及肾活检示 85%~100%肾小球新月体的患
者上述治疗已不可能恢复肾功能,而往往需要长期维持性肾脏替代治疗。

建议：本病一旦确诊就应立即开始治疗。甚至高度怀疑本病在等待确诊期间，即应开始大剂量糖皮质激素及血浆置换治疗（无证据等级）。

推荐：抗 GBM 新月体肾炎不用免疫抑制剂做维持治疗（1C）。

药物及血浆置换的具体应用方案如下。①糖皮质激素。第 0～2 周甲泼尼龙 500～1 000 mg/d 连续 3 天静脉滴注，此后口服泼尼松 1 mg/(kg·d)，最大剂量 80 mg/d（国内最大剂量常为 60 mg/d）。第 2～4 周 0.6 mg/(kg·d)；第 4～8 周 0.4 mg/(kg·d)；第 8～10 周 30 mg/d；第 10～11 周 25 mg/d；第 11～12 周 20 mg/d；第 12～13 周 17.5 mg/d；第 13～14 周 15 mg/d；第 14～15 周 12.5 mg/d；第 15～16 周 10 mg/d；第 16 周标准体重＜70 kg 者为 7.5 mg/d，标准体重≥70 kg 者为 10 mg/d，服用 6 个月后停药。②环磷酰胺：2 mg/(kg·d) 口服，3 个月。③血浆置换：每天用 5％人血清蛋白置换患者血浆 4 L，共 14 天，或直至抗 GBM 抗体转阴。对有肺出血或近期进行手术（包括肾活检）的患者，可在置换结束时给予 150～300 mL 新鲜冰冻血浆。笔者认为，可根据病情调整血浆置换量（如每次 2 L）、置换频度（如隔天 1 次）及置换液（如用较多的新鲜冰冻血浆）。有条件时，还可以应用免疫吸附治疗。此外，国内不少单位应用双重血浆置换，它也能有效清除抗 GBM 抗体，在血浆清蛋白及新鲜冰冻血浆缺乏时也可考虑应用。队列对照研究表明，用血浆置换联合激素及免疫抑制剂治疗能提高患者存活率。

英国（71 例，2001 年报道）和中国（176 例，2011 年报道）两个较大样本的回顾性研究显示，早期确诊、早期治疗是提高疗效的关键。影响预后的因素有抗 GBM 抗体水平、血肌酐水平及是否出现少尿或无尿等。

2.寡免疫复合物型（Ⅲ型）急进性肾炎

近 10 余年来，许多前瞻性多中心的随机对照临床研究已对木病的治疗积累了宝贵经验，本病治疗分为诱导缓解治疗和维持缓解治疗两个阶段。2012 年 KDIGO 制定的《肾小球疾病临床实践指南》对于 ANCA 相关性 RPGN 治疗的推荐意见及建议如下。

（1）诱导期治疗。推荐：①用环磷酰胺及糖皮质激素作为初始治疗（证据强度 1A）。②环磷酰胺禁忌的患者，可改为利妥昔单抗及糖皮质激素治疗（证据强度 1B）。③对已进行透析或血肌酐上升迅速的患者，需同时进行血浆置换治疗（证据强度 1C）。建议：①对出现弥漫肺泡出血的患者，宜同时进行血浆置换治疗（证据强度 2C）。②ANCA 小血管炎与抗 GBM 肾小球肾炎并存时，宜同时进行血浆置换治疗（证据强度 2D）。

药物及血浆置换的具体应用方案如下。

环磷酰胺:①静脉滴注方案为 0.75 g/m²,每 3～4 周静脉滴注 1 次;年龄＞60 岁或肾小球滤过率＜20 mL/(min·1.73 m²)的患者,减量为 0.5 g/m²。②口服方案为 1.5～2 mg/(kg·d),年龄＞60 岁或肾小球滤过率＜20 mL/(min·1.73 m²)的患者,应减少剂量。应用环磷酰胺治疗时,均需维持外周血白细胞计数＞3×10⁹/L。

糖皮质激素:甲泼尼龙 500 mg/d,连续 3 天静脉滴注;泼尼松 1 mg/(kg·d)口服,最大剂量 60 mg/d,连续服用 4 周。3～4 个月内逐渐减量。

血浆置换:每次置换血浆量为 60 mL/kg,2 周内置换 7 次;如有弥漫性肺出血则每天置换 1 次,出血停止后改为隔天置换 1 次,总共 7～10 次;如果合并抗 GBM 抗体则每天置换 1 次,共 14 次或至抗 GBM 抗体转阴。

已有几个随机对照临床试验比较了利妥昔单抗与环磷酰胺治疗 ANCA 相关小血管炎的疗效及不良反应,2 种药均与糖皮质激素联合应用,所获结果相似,而利妥昔单抗费用昂贵。

当患者不能耐受环磷酰胺时,吗替麦考酚酯是一个备选的药物。小样本前瞻队列研究(17 例)和随机对照研究(35 例)显示,吗替麦考酚酯在诱导 ANCA 相关小血管炎缓解上与环磷酰胺疗效相近。

(2)维持期治疗:对诱导治疗后病情已缓解的患者,推荐进行维持治疗,建议至少治疗 18 个月;对于已经依赖透析的患者或无肾外疾病表现的患者,不做维持治疗。

维持治疗的药物如下:①推荐硫唑嘌呤 1～2 mg/(kg·d)口服(证据强度 1B);②对硫唑嘌呤过敏或不耐受的患者,建议改用吗替麦考酚酯口服,剂量用至 1 g 每天 2 次(证据强度 2C)(国内常用剂量为 0.5 g,每天 2 次);③对前两药均不耐受且肾小球滤过率≥60 mL/(min·1.73 m²)的患者,建议用甲氨蝶呤治疗,口服剂量每周 0.3 mg/kg,最大剂量每周 25 mg(证据强度 1C)。④有上呼吸道疾病的患者,建议辅以复方甲硝唑口服治疗(证据强度 2B)。⑤不推荐用依那西普(为肿瘤坏死因子 α 拮抗剂)做辅助治疗(证据强度 1A)。

除上述指南推荐及建议的药物外,临床上还有用他克莫司或来氟米特进行维持治疗的报道。

ANCA 小血管炎有较高的复发率,有报道其 1 年复发率为 34%,5 年复发率为 70%。维持期治疗是为了减少疾病的复发,但是目前的维持治疗方案是否确能达到上述目的仍缺乏充足证据,而且长期维持性治疗是否会潜在地增加肿瘤及感染的风险也需要关注。已经启动的为期 4 年的 REMAIN 研究有可能为此提供新的循证证据。

3.免疫复合物型（Ⅱ型）急进性肾炎

Ⅱ型 RPGN（如 IgA 肾病新月体肾炎）可参照Ⅲ型 RPGN 的治疗方案进行治疗，即用甲泼尼龙冲击做强化治疗，并以口服泼尼松及环磷酰胺做基础治疗。对环磷酰胺不耐受者，也可以考虑换用其他免疫抑制剂。

总之，在治疗 RPGN 时，一定要根据疾病类型及患者具体情况（年龄、体表面积、有无相对禁忌证等）来个体化地制订治疗方案，而且在实施治疗过程中还要据情实时调整方案。另外，一定要熟悉并密切监测各种药物及治疗措施的不良反应，尤其要警惕各种病原体导致的严重感染，避免盲目"过度治疗"。最后，对已发生急性肾衰竭的患者，要及时进行血液净化治疗，以维持机体内环境平衡，赢得治疗时间。

第二节　急性肾小球肾炎

急性肾小球肾炎简称"急性肾炎"，是一种常见的原发性肾小球疾病。该病大多呈急性起病，临床表现为血尿、蛋白尿、高血压、水肿、少尿及氮质血症。因其表现为一组临床综合征，为此又称为"急性肾炎综合征"。急性肾小球肾炎常见于多种致病微生物感染之后发病，尤其是链球菌感染，但也有部分患者由其他微生物感染所致，如葡萄球菌、肺炎链球菌、伤寒杆菌、梅毒、病毒、原虫及真菌等引起。通常临床所指急性肾小球肾炎即指链球菌感染后肾小球肾炎，本节也以此为重点阐述。

一、急性肾小球肾炎发病机制与临床表现

（一）发病因素机制

本病发病与抗原抗体介导的免疫损伤密切相关。当机体被链球菌感染后，其菌体内某些有关抗原与相应的特异抗体于循环中形成抗原-抗体复合物，随血流抵达肾脏，沉积于肾小球而致病。但也可能是链球菌抗原中某些带有阳电荷的成分通过与肾小球基底膜（GBM）上带有阴电荷的硫酸类肝素残基作用，先植于 GBM，然后通过原位复合物方式而致病。当补体被激活后，发生炎症细胞浸润，导致肾小球免疫病理损伤而致疾病。肾小球毛细血管的免疫性炎症使毛细血管腔变窄，甚至闭塞，并损害肾小球滤过膜。患者可出现血尿、蛋白尿及管型

尿等,并使肾小球滤过率下降。因而对水钠各种溶质(包括含氮代谢产物,无机盐)的排泄减少,而发生水钠潴留,继而引起细胞外液容量增加。因此,患者有水肿,尿少,全身循环充血状态和呼吸困难、肝大、静脉压增高等表现。该病引发的高血压目前认为是由于血容量增加所致,同时,也可能与肾素-血管紧张素-醛固酮系统活力增强有关。

该病急性期表现为弥漫性毛细血管内增生性肾小球肾炎、肾小球增大,并含有细胞成分,内皮细胞肿胀,系膜细胞浸润。电镜下可见上皮下沉淀物呈驼峰状。免疫荧光检查可见弥漫的呈颗粒状的毛细血管祥或系膜区的 IgG、C3 和备解素的免疫沉着,偶有少量 IgM 和 C4。

(二)临床表现

急性肾小球肾炎可发生于各年龄组,但以儿童及青少年多见。本证起病较急,病情轻重不一,多数病例病前有链球菌感染史。感染灶以上呼吸道及皮肤为主,如扁桃体炎、咽炎、气管炎、鼻窦炎等。在上述前驱感染后,有 1～3 周无症状的间歇期而发病。间歇期后,即急性起病,首发症状多为水肿和血尿,是典型性急性肾炎综合征。重症者可发生急性肾衰竭。

1.全身症状

发病时症状轻重不一,患者常有头痛、食欲减退、恶心呕吐、腰困、疲乏无力,部分患者先驱感染没有控制,可有发热、咽喉疼痛、咳嗽、体温一般在 38 ℃上下,发热以儿童多见。

2.水肿少尿

水肿少尿常为本病的首发症状,占患者的 80%～90%,在发生水肿之前,患者都有少尿水肿。轻者仅晨起眼睑水肿,或伴有双下肢轻度可凹性水肿,面色较苍白。重者可延及全身,体重增加。水肿出现的部位主要取决于两个因素,即重力作用和局部组织张力。儿童皮肤及皮下组织较紧密,则水肿的凹陷性不十分明显。另外,水肿的程度还与钠盐的食入量有密切关系。钠盐入量多则水肿加重,严重者可有胸腔积液、腹水。

3.血尿

几乎全部患者均有肾小球源性血尿,是本病常见的初起症状。尿液呈浑浊棕红色或洗肉水样色。一般数天内消失,也可持续 1～2 周转为镜下血尿。经治疗后一般镜下血尿多在 6 个月内完全消失。也可因劳累、紧张、感染后反复出现镜下血尿,也有持续 1～2 年才完全消失。

4.蛋白尿

多数患者有不同程度的蛋白尿,以白蛋白为主。极少数患者表现为肾病综合征。蛋白尿持续存在提示病情迁延或有转为慢性肾炎的可能。

5.高血压

大部分患者可出现一过性轻、中度高血压。收缩压舒张压均增高,往往与血尿、水肿同时存在。一般持续2～3周,多随水肿消退而降至正常。产生原因主要与水钠潴留、血容量扩张有关。经利尿消肿后血压随之下降,少数患者可出现重度高血压,并可并发高血压脑病,心力衰竭或视网膜病变,出现充血性心力衰竭,肺水肿等。

6.肾功能异常

少数患者可出现少尿(<400 mL/24 h),肾功能一过性受损,表现为轻度氮质血症。于1～2周后尿量增加,肾功能于利尿后数天内可逐渐恢复,仅有极少数患者可表现为急性肾衰竭。

二、急性肾小球肾炎的诊断与鉴别诊断

(一)诊断

1.前驱感染史

一般起病前有呼吸道或皮肤感染,也可能有其他部位感染。

2.尿常规及沉渣检查

(1)血尿:为急性肾炎重要表现,肉眼血尿或镜下血尿,尿中红细胞多为严重变形红细胞。此由红细胞通过病变毛细血管壁和流经肾小管过程中,因渗透压改变而变形。此外,还可见红细胞管型,表示肾小球有出血渗出性炎症,是急性肾炎重要特点。

(2)管型尿:尿沉渣中常见有肾小管上皮细胞、白细胞,偶有白细胞管型及大量透明和颗粒管型,一般无蜡样管型及宽大管型,如果出现此类管型,提示原肾炎急性加重,或全身系统性疾病,如红斑狼疮或血管炎。

(3)尿蛋白:通常为(＋)～(＋＋),24小时蛋白总量<3.0 g,尿蛋白多属非选择性。

(4)尿少与水肿:本病急性发作期24小时尿量一般在1 000 mL以下,并伴有面部及下肢轻度水肿。

3.血常规检查

白细胞计数可正常或增加,此与原感染性是否仍继续存在有关。急性期红

细胞沉降率常增快,一般在 30~60 mm/h,常见轻度贫血,此与血容量增大、血液稀释有关,于利尿消肿后即可恢复,但也有少数患者有微血管溶血性贫血。

4.肾功能及血生化检查

急性期肾小球滤过率(GFR)呈不同程度下降,但肾血浆流量常可正常。因此滤过分数常下降。与肾小球功能受累相比,肾小管功能相对良好,肾浓缩功能仍多保持正常。临床常见一过性氮质血症,血中尿素氮、肌酐轻度增高,尿钠和尿钙排出减少,不限进水的患者可有轻度稀释性低钠血症。此外,还可出现高血钾和代谢性酸中毒症。

5.有关链球菌感染的细胞学和血清学检查

链球菌感染后,机体对菌体成分及其产物相应的抗体,如抗链球菌溶血素 O 抗体(ASO),其阳性率可达 50%~80%,常借助检测此抗体以证实前期的链球菌感染。通常在链球菌感染后 2~3 周出现,3~5 周滴度达高峰,半年内可恢复正常,75% 患者 1 年内转阴。在判断所测结果时应注意,ASO 滴度升高仅表示近期内曾有链球菌感染,与急性肾炎发病之可能性及病情严重性不直接相关。经有效抗生素治疗者其阳性率降低,皮肤感染灶患者阳性率也低。另外,部分患者起病早期循环免疫复合物及血清冷球蛋白可呈阳性,但应注意病毒所致急性肾炎者可能前驱期短,一般为 3~5 天,以血尿为主要表现,C3 不降低,ASO 不增高,预后好。

血浆补体测定除个别病例外,肾炎病程早期,血总补体及 C3 均明显下降,6~8 周后可恢复正常,此规律性变化为急性肾炎的典型表现。血清补体下降程度与急性肾炎病情轻重无明显相关,但低补体血症持续 8 周以上者,应考虑有其他类型肾炎之可能,如膜增生性肾炎,冷球蛋白血症,或狼疮性肾炎等。

6.血浆蛋白和脂质测定

本证患者有少数血清白蛋白常轻度降低,此由水、钠潴留的血容量增加和血液稀释造成,并不是由尿蛋白丢失而致,经利尿消肿后可恢复正常。有少数患者,伴有 α_2、β 脂蛋白增高。

7.其他检查

如少尿 1 周以上,或进行性尿量减少伴肾功能恶化者,病程超过 2 个月而无好转趋势者、急性肾炎综合征伴肾病综合征者,应考虑进行肾活检以明确诊断,指导治疗。

8.非典型病例的临床诊断

最轻的亚临床病例可全无水肿、高血压和肉眼血尿,仅于链球菌感染后或急性肾炎紧密相接触者,行尿常规检查而发现镜下血尿,甚或尿检也正常,仅血中C3呈典型的规律性改变,即急性期明显降低,而6～8周恢复正常。此类患者如行肾活检可呈典型的毛细血管内增生及特征性驼峰病变。

(二)鉴别诊断

1.发热性尿蛋白

急性感染发热患者,可出现蛋白尿、管型及镜下血尿,极易与不典型或轻度急性肾炎患者相混淆,但前者无潜伏期,无水肿和高血压,热退后尿常规迅速恢复正常。

2.急进性肾炎

起病初与急性肾炎很难鉴别,本病在数天或数周内出现进行性肾功能不全,少尿甚至无尿,可帮助鉴别,必要时需采用肾穿刺病理检查,如表现为新月体肾炎可资鉴别诊断。

3.慢性肾炎急性发作

大多数慢性肾炎往往隐匿起病,急性发作常继发感然后,前驱期往往较短,1～2天即出现水肿、少尿、氮质血症等,严重者伴有贫血、高血压,肾功能持续损害,常常可伴有夜尿增多,尿比重常低。

4.IgA肾病

主要以反复发作性血尿为主要表现,ASO、C3往往正常,肾活检可以明确诊断。

5.膜性肾炎

该病常以急性肾炎样起病,但常常蛋白尿明显,血清补体持续下降>8周,恢复不及急性肾炎明显,必要时于肾穿活检明确诊断。

6.急性肾盂肾炎或尿路感染

尿常规检查,常有白细胞和脓细胞、红细胞,患者并有明显的尿路刺激症状和畏寒发热,补体正常,中段尿培养可确诊。

7.继发性肾炎

如过敏性紫癜性肾炎,狼疮性肾炎,乙型肝炎病毒相关性肾炎等,其原发病症状明显,不难诊断。

8.并发症

(1)循环充血状态:因水、钠潴留,血容量扩大,循环负荷过重,乃至表现循环充血性心力衰竭甚至肺水肿,此与病情轻重和治疗情况相关,临床表现为气急、不能平卧,胸闷、咳嗽,肺底湿性啰音,肝大压痛,心率快,奔马律等左右心衰竭症状。因血容量扩大所致,而与真正心肌泵衰竭不同,且强心剂效果不佳,而利尿剂的应用常助其缓解。

(2)高血压脑病:是指血压急剧增高时(尤其是舒张压)伴发的中枢神经系统症状而言,一般儿童较成年人多见。一般认为:此证是在高血压的基础上,脑部小血管痉挛,导致脑缺氧、脑水肿而致。但也有人认为当血压急剧升高时,脑血管原具备的自动舒缩功能失调或失控,脑血管高度充血脑水肿而致。此外,急性肾炎时,水、钠潴留也在发病中起一定作用。此并发症多发生在急性肾炎起病后1~2周内。起病较急,临床表现为剧烈头痛,频繁恶心呕吐,继之视力障碍,眼花,复视,暂时性黑蒙,并有嗜睡或烦躁。如不及时治疗则发生惊厥、昏迷,少数暂时偏瘫失语,严重时发生脑疝。神经系统多无局限性体征,浅反射及腱反射可减弱或消失,眼底检查常见视网膜小动脉痉挛,有时可见视盘水肿,脑脊液清亮,压力和蛋白正常或略高。当高血压伴视力障碍、惊厥、昏迷之一项,即可诊断。

(3)急性肾衰竭:在急性肾炎患者中,有相当一部分病例有程度不一的氮质血症,但真正进展为急性肾衰竭者仅为极少数。由于防治及时,前两类并发症已大为减少,但并发急性肾衰竭尚无有效防止措施,已成为急性肾炎死亡的主要原因。临床表现为少尿或无尿,血尿素氮、肌酐升高,高血钾,代谢性酸中毒等尿毒症改变。在此情况下应及时血液透析,肾替代疗法(按急性肾衰竭治疗)。如经治疗少尿或无尿3~5天或1周者,此后尿量逐渐增加,症状消失,肾功能可逐渐恢复。

(三)诊断标准

(1)起病较急,病情轻重不一,青少年儿童发病多见。

(2)前驱有上呼吸道及皮肤等感染史,多在感染后1~4周发病。

(3)多见血尿(肉眼或镜下血尿),蛋白尿,管型(颗粒管型和细胞管型)。

(4)水肿,轻者晨起双眼睑水肿,重者可有双下肢及全身水肿。

(5)时有短暂氮质血症,轻中度高血压,B超双肾形态大小正常。

三、急性肾小球肾炎的治疗

该病的治疗以休息及对症治疗为主,纠正水、钠潴留,纠正血循环容量负荷重,抗高血压,防治急性期并发症,保护肾功能,如急性肾衰竭可行透析治疗。因该病属自限性疾病,一般不适宜应用糖皮质激素及细胞毒类药物。

(一)一般治疗

急性期应卧床休息2~3周,待肉眼血尿消失,水肿消退及血压恢复正常,然后逐渐增加室内活动量,3～6个月内应避免较重的体力活动。如活动后尿改变加重者应再次卧床休息。急性期低钠饮食,每天摄入食盐3 g以下,保证充足热量。肾功能正常者不需限制蛋白质入量,适当补充优质蛋白质饮食,对有氮质血症者,应限制蛋白质入量,以减轻肾脏负担。水肿重尿少者,除限盐外还应限制水的入量。

(二)感染灶的治疗

对有咽部、牙周、鼻窦、气管、皮肤感染灶者应给予青霉素1～2周治疗。对青霉素过敏者可用大环内酯类抗生素。对于反复发作的慢性扁桃体炎,病症迁延6个月以上者,尿中仍有异常且考虑与扁桃体病灶有关时,待病情稳定后(尿蛋白少于＋),尿沉渣计数少于10个/HP者,可考虑做扁桃体切除术,术前术后需用2～3周青霉素。

(三)抗凝治疗

根据发病机制,且有肾小球内凝血的主要病理改变,主要为纤维素沉积及血小板聚集,因此,在临床治疗时并用抗凝降纤疗法,有助于肾炎的缓解和恢复,具体方法如下。

1.肝素

按成人每天总量5 000～10 000 U加入5％葡萄糖注射液250 mL静脉滴注,每天1次,10～14天为1个疗程,间隔3～5天,再行下1个疗程,共用2～3个疗程。

2.丹红注射液

成人用量20～40 mL,加入5％葡萄糖注射液中,用法疗程同肝素,小儿酌减。或选择其他活血化瘀中成药注射剂,如血塞通、舒血通、川芎、丹参注射剂等。

3.尿激酶

成人5～10万U/d,加入5％葡萄糖250 mL中,用法疗程如丹红注射液,小儿酌减。注意肝素与尿激酶不要同时应用。

4.双嘧达莫

成人50～100 mg,每天3次口服,可连服8～12周,小儿酌情服用。

(四)利尿消肿

急性肾炎的主要生理病理变化为钠潴留,细胞外液量增加导致临床上水肿、高血压,循环负荷过重及致心肾功能不全等并发症。应用利尿药不仅能达到消肿利尿作用,且有助于防治并发症。

1.轻度水肿

颜面部及双下肢轻度水肿(无胸腔积液、腹水者),常用噻嗪类利尿药。如氢氯噻嗪,成人 25～50 mg,1～2 次/天,口服,此类利尿药作用于远端肾小管。当 GFR 为 25 mL/min 时,常不能产生利尿效果,此时可用袢利尿剂。

2.中度水肿

伴有肾功能损害及少量胸腔积液或腹水者,先用噻嗪类利尿药,氢氯噻嗪 25～50 mg,1～2 次/天。但当 GFR 为 25 mL/min 时,可加用袢利尿剂,如呋塞米每次 20～40 mg,1～3 次/天,如口服效差,可肌内注射或静脉给药,30 分钟起效,但作用短暂,仅 4～6 小时,可重复应用。此两种药在肾小球滤过功能严重受损,肌酐清除率 5～10 mL/min 时,仍有利尿作用,应注意大剂量时可致听力及肾脏严重损害。急性肾炎一般不用汞利尿剂、保钾利尿剂及渗透性利尿剂。

3.重度水肿

当每天尿量<400 mL 时,并有大量胸腔积液,腹水,伴肾功能不全,甚至急性肾衰竭、高血压、心力衰竭并发症时,立即应用大剂量强利尿剂,如呋塞米60～120 mg,缓慢静脉推注,但剂量不能>400～1 000 mg/d。因剂量过大,并不能增强利尿效果,反而使不良反应明显增加,导致不可逆性耳聋。应用后如利尿效果仍不理想,则应考虑血液净化疗法,如血液透析,腹膜透析等,而不应冒风险应用过大剂量的利尿药。此外,还可应用血管解痉药,如多巴胺以达利尿目的。

注意:其他利尿药不宜应用,如汞利尿药对肾实质有损害,渗透性利尿药如甘露醇可增加血容量,加重心脑血管负荷而发生意外。还有诱发急性肾衰竭的潜在危险。保钾利尿剂可致血钾升高,尿少时不宜使用。对高尿酸血症患者,应慎用利尿药。

(五)降压治疗

血压不超过 18.7/12.0 kPa(140/90 mmHg)者可暂缓治疗,严密观察。若经休息、限水盐、利尿治疗,血压仍高者,应给予降压药,可根据高血压的程度,起病缓急,首选一种品种和小剂量使用。

1.钙通道阻滞剂

如硝苯地平、尼群地平类。此类药品可通过阻断钙离子进入细胞内而干扰血管平滑肌的兴奋-收缩偶联,降低外阻血管阻力而使血压下降,并能较好地维持心、脑、肾血流量。口服或舌下含服均吸收良好,每次 10 mg,2～3 次/天,用药后 20 分钟血压下降,1～2 小时作用达高峰,持续 4～6 小时。控释片、缓释片按说明服用,与 β 受体阻滞剂合用可提高疗效,并可减轻硝苯地平引起的心率加快。

2.血管紧张素转化酶抑制剂

通过抑制血管紧张素转换酶的活性,而抑制血管紧张素扩张小动脉,适用于肾素-血管紧张素-醛固酮介导的高血压,也可应用于合并心力衰竭的患者,常用药物如卡托普利口服 25 mg,15 分钟起效,服用盐酸贝那普利 5~10 mg,每天1 次服用,对肾素依赖性高血压效果更好。

3.α$_1$ 受体阻滞剂

如哌唑嗪,具有血管扩张作用,能减轻心脏前后负荷,宜从小剂量开始逐渐加量,不良反应有直立性低血压、眩晕或乏力等。

4.硝普钠

硝普钠用于严重高血压者,用量为 1~3 μg/(kg·min),速度持续静脉点滴,数秒内即起作用。其常溶于 200~500 mL 的 5% 葡萄糖注射液中静脉点滴,先从小剂量开始,依血压调整滴数。此药物的优点是作用快,疗效高,且毒性小,既作用于小动脉阻力血管,又作用于静脉的血容量血管,能降低外周阻力,而不引起静脉回流增加,故尤适应于心力衰竭患者。

(六)严重并发症的治疗

1.急性循环充血性状态和急性充血性心力衰竭的治疗

当急性肾炎出现胸闷,心悸,肺底啰音,心界扩大等症状时,心排血量并不降低,射血指数并不减少,与心力衰竭的病理生理基础不同,而是水、钠潴留,血容量增加所致淤血状态。此时首先要绝对卧床休息,严格限制钠、水入量,同时应用强利尿药。硝普钠或酚妥拉明药物多能使症状缓解,发生心力衰竭时,可适当应用地高辛或毒毛花苷 K。危重患者可采用轮流束缚上、下肢或静脉放血,每次150~300 mL,以减轻心脏负荷和肺淤血。当保守治疗无效时,可采用血透脱水治疗。

2.高血压脑病治疗

出现高血压脑病时,应首选硝普钠,剂量为 5 mg 加入 10% 葡萄糖注射液100 mL 中静脉滴注,4 滴/分开始。用药时应监测血压,每 5~10 分钟测血压1 次。根据血压变化情况调节滴数,最大15 滴/分,为 1~2 μg/(kg·min),每天总剂量<100 μg/kg。用药后如患者高血压脑病缓解,神志好转,停止抽搐,则应改用其他降压药维持血压。因高血压脑病可致生命危险,故应快速降压,争分夺秒。硝普钠起效快,半衰期短,1~2 分钟可显效,停药 1~10 分钟作用可消失,

无药物依赖性。但应注意硝普钠可产生硫氰酸盐代谢产物,故静脉用药浓度应低,滴速应慢,应用时间要短(<48 小时),并应严密监测血压,如降压过度,可使有效循环血容量过低,而致肾血流量降低,灌注不足引起肾功能损害。应用硝普钠抢救急性肾炎高血压危象,疗效可靠安全,而且不良反应小。

当高血压伴有脑水肿时,宜采用强利尿药及脱水药以降低颅脑压力。降颅压和脱水治疗可应用 20%甘露醇,每次 5 mL/kg,静脉注射或静脉快速滴注,视病情 4~8 小时 1 次。呋塞米每次 1 mg/kg 静脉滴注,每 6~8 小时 1 次。地塞米松 0.3~0.5 mg/kg(或 5~10 mg/次,每 6~8 小时 1 次)。如有惊厥注意对症止痉。持续抽搐者,成人可用地西泮(安定)每次 0.3 mg/kg,总量不超过10~15 mg静脉给药,并可辅助吸氧等。

3.透析治疗

本病有以下两种情况时可采用透析治疗。

(1)少尿性急性肾衰竭,特别是有高血钾存在时。

(2)严重水、钠潴留引起急性左心衰竭者,应及时给予透析治疗,以帮助患者度过急性期。由于本病具有自愈倾向,肾功能多可逐渐恢复,一般不需要长期维持透析。

临床应注意在治疗本病时,不宜应用糖皮质激素及非类固醇类消炎和山莨菪碱类药物治疗。本病大多预后良好,部分病例可在数月内自愈。老年患者有持续性高血压,大量蛋白尿,或肾功能损害者预后较差,肾组织增生病变重,伴有较多新月体形成者预后较差。

第三节　慢性肾小球肾炎

慢性肾小球肾炎(chronic glomerulonephritis,CGN),简称慢性肾炎,是指尿蛋白、血尿、高血压、水肿为基本临床特点的一组肾小球疾病。起病方式各有不同,病理类型及病程不一,临床表现多样化。大部分患者病情隐匿迁延,病变缓慢进展,可有不同程度的肾功能损害,最终将发展为慢性肾衰竭。部分患者病变可呈急性加重和进展。由于本组疾病的病理类型及病期不同,主要临床表现各不相同,疾病表现呈多样化,治疗较困难,预后也相对较差。

一、慢性肾小球肾炎的病因病机与临床表现

(一)病因病机

1.发病原因

慢性肾炎是一组多病因的慢性肾小球病变为主的肾小球疾病,大多数患者的病因不十分明确。但经临床免疫病理和实验室的资料说明,慢性肾炎的发病原因与免疫机制关系密切,与链球菌感染无明确关系,15%~20%是从急性肾小球肾炎转变而来,大部分慢性肾炎患者无急性肾炎病史,可能是由于各种细菌、病毒、原虫、感染等因素通过诱导自身抗原耐受的丧失,炎症介质因子及非免疫机制等引起本病,而并非直接的免疫反应病因。感染因素以及其后的刺激导致免疫复合物在肾小球内沉积,提示体液免疫反应是慢性肾小球肾炎损伤的主要原因。然而,在肾小球内及肾小球外引起针对靶抗原的、有细胞参与的、免疫反应;单核巨噬细胞在诱发疾病中具有重要作用。

2.病理机制

(1)免疫机制的反应:主要发生在肾小球内,有较多的组织损伤介质被激活,有生长因子及补体产生趋化因子,引起白细胞募集。C_{5b-9}对肾小球细胞的攻击,纤维素沉积,甚至形成新月体。炎症介质的刺激使肾炎进入慢性期,随着许多氧化物及蛋白酶的产生,发生细胞增殖,表型转化,细胞外基质积聚,引起肾小球硬化和永久性肾功能损害。

(2)非免疫机制的参与:主要参与肾小球肾炎的慢性进展,如有效过滤面积减少,残余肾小球滤过率升高,肾缺血,各种因子细胞释放,以及肾小管中蛋白质成分增高造成的毒性作用,均可加重肾小球硬化和慢性肾间质纤维化。

(3)慢性肾炎的病理特点:是由两侧肾脏弥漫性肾小球病变和多种病理类型引起的,因长期的反复发作,呈慢性肾炎过程,肾小球毛细血管逐渐破坏,纤维组织增生,肾小球纤维化,淋巴细胞浸润,玻璃样变,随之可导致肾小管肾间质继发性病变。后期肾皮质变薄,肾脏体积缩小,形成终末期固缩肾。在肾硬化的肾小球间有时可见肥大的肾小球。病理类型可见几种:系膜增生性肾炎,膜性肾病,系膜毛细血管性肾炎,局灶性节段性肾小球硬化,增生硬化型肾小球肾炎。

(二)临床表现

慢性肾炎可发生于任何年龄和性别,多数起病缓慢隐匿,临床以蛋白尿,血尿,高血压,水肿为基本特征,常有不同程度的肾功能损害。由于各种因素影响,病情时轻时重,反复发作,逐渐地发展为慢性肾衰竭。

发病初、早期,患者可表现乏力,劳倦,腰部隐痛,刺痛,或困重,食欲减退,水肿可有可无,有水肿也不严重,部分患者可无明显的临床症状。尿检验蛋白尿持续存在,通常在非肾病综合征范围,并有不同程度的肾小球源性血尿及管型,多呈镜下血尿,肉眼血尿少见。血压可正常或轻度升高。肾功能正常或轻度损伤,肌酐清除率下降,或轻度氮质血症表现,可持续数年或数十年。肾功能逐渐恶化并出现相应的临床表现,如贫血,血压升高,酸中毒等,最终进展为尿毒症。

有部分慢性肾炎患者,可以高血压为突出或首先发现,特别是舒张压持续性中等以上的程度上升,可有眼底出血,渗血,甚则视盘水肿。如果未有控制使血压持续稳定,肾功能恶化较快。未经治疗,多数患者肾功能呈慢性渐进性损害,预后较差。当患者因感染,过度疲劳,精神压力过大,或使用肾毒性药物等因素,常可使病情呈急性发作或急骤恶化,经及时治疗或驱除病因后病情可有一定程度的缓解,但也可能因此而进入不可逆的肾衰竭。肾功能损害程度和发展快慢主要与病理类型相关,同时也与合理治疗和认真的调护等因素关系密切。

二、慢性肾小球肾炎的分类与辅助检查

(一)分类

慢性肾炎临床表现多样,个体差异较大,中青年发病率高,易误诊。蛋白尿(一般在 $1\sim3$ g/24 h),血尿,管型尿,水肿及高血压;病史 1 年以上者,无论有无肾损害,均应考虑此病。在除外继发性肾小球肾炎及遗传性肾小球肾病后,临床上可诊断为慢性肾炎。根据临床表现,分为以下 5 型。

1.普通型

该类型较为常见,病程迁延,病情相对稳定,多表现为轻度至中度水肿,高血压和肾功能损害。尿蛋白定性(＋)~(＋＋＋),镜下呈肾小球源性血尿和管型尿等。病理改变以 IgA 肾病、非 IgA 系膜增生性肾炎即局灶系膜增生性较常见,也可见于局灶性节段性肾小球硬化早期和膜增生性肾炎等。

2.肾病性大量蛋白尿型

除具有普通型的表现外,部分患者可表现肾病性大量蛋白尿,病理分型以微小病变型肾病、膜增生性肾炎、局灶性肾小球硬化等多见。

3.高血压型

除上述表现外,以持续性中度血压增高为主,特别是舒张压持续增高,常伴有眼底视网膜动脉细窄、迂曲和动静脉交叉压迫现象,少数可有絮状物或出血,病理常以局灶节段性肾小球硬化和弥漫性增生为多见,或晚期多有肾小球硬化

表现。

4.混合型

临床上既有肾病型表现,同时又有高血压型表现,多伴有不同程度肾功能减退征象,病理改变可为局灶性节段性肾小球硬化和晚期弥漫性增生性肾小球肾炎等。

5.急性发作型

在病情相对稳定或持续进展过程中,由于各种微生物感染,过度疲劳或精神打击等因素较短的潜伏期(一般 2～7 天)后,而出现类似急性肾炎的临床表现,经治疗和休息等调治后,可恢复原先水平,或病情恶化逐渐发展至尿毒症,或者是反复发作多次后,肾功能急剧减退而出现尿毒症一系列临床表现。病理改变为弥漫性增生,肾小球硬化基础上出现新月体和(或)明显间质性肾炎。

(二)辅助检查

1.尿液检查

尿异常是慢性肾炎的基本特点和标志,蛋白尿是诊断慢性肾炎的主要依据。尿蛋白一般在 $1\sim3$ g/24 h,尿沉渣可见颗粒管型和透明管型,多数可有肾小球源性镜下血尿,少数患者可有间发性肉眼血尿。

2.肾功能检查

多数慢性肾炎患者可有不同程度的肾小球滤过率(GFR)下降,早期表现为肌酐清除率下降,其后血肌酐、尿素氮升高,可伴不同程度的肾小管功能减退,如近端肾小管尿浓缩功能减退和(或)近端小管重吸收功能下降。

3.影像学检查

B超检查早期可显肾实质回声粗乱,晚期可有肾体积缩小等改变。

4.病理检查

肾活检有助于明确诊断,如无特殊禁忌证和有条件的医院,应强调所有慢性肾炎患者进行肾活检,肾活检有助于与继发性肾小球疾病的鉴别诊断。另外,可以明确肾小球病变的组织学类型和病理损害程度及活动性,从而指导合理的治疗,延缓慢性肾损害的进展。

三、慢性肾小球肾炎的鉴别诊断与诊断标准

(一)鉴别诊断

1.继发性肾小球疾病

如狼疮性肾炎,过敏性紫癜性肾炎,乙型肝炎相关性肾损害,以上可依据相应的系统表现及特异性实验室检查可资鉴别。

2.遗传性肾病

遗传性肾炎常起病于青少年儿童,多在 10 岁之前起病,患者有眼(圆锥形或球形晶状体),耳(神经性耳聋),肾形态异常,并有阳性家族史(多为性连锁显性遗传、常染色体显性遗传及常染色体隐性遗传)。

3.其他原发性肾小球疾病

(1)隐匿性肾小球肾炎:主要表现为无症状性血尿和(或)蛋白尿,无水肿,高血压和肾功能减退。

(2)感染后急性肾炎:有前驱感染,并以急性发作起病的慢性肾炎需与此病鉴别,二者的潜伏期不同,血清 C3 的动态变化有助于鉴别。另外,疾病的转归不同,慢性肾炎无自愈倾向,呈慢性进展,可资鉴别。

4.原发性高血压肾损害

先有较长期的高血压,然后出现肾损害,临床上近端肾小管功能损伤较肾小球功能损伤早,尿改变轻微,仅少量蛋白尿,常有高血压的其他靶器官并发症。

(二)诊断标准

(1)起病缓慢,病情迁延,临床表现可轻可重,或时轻时重,随着病情发展,可有肾功能减退,贫血,电解质紊乱等情况出现。

(2)可有水肿,高血压,蛋白尿,血尿及管型尿等表现中的一种或数种,临床表现多种多样,有时伴有肾病综合征或重度高血压。

(3)病程中可有急性发作,常因呼吸道及其他感染诱发,发作时有时类似急性肾炎之表现,有些病例可自动缓解,有些病例则出现病情加重。

四、慢性肾小球肾炎的治疗

慢性肾小球肾炎早期应该针对病理类型给予治疗,抑制免疫介导炎症,抑制细胞增生,减轻肾脏硬化;并应以防止或延缓肾功能进行性损害及恶化;改善临床症状及防治合并症为主要目的。强调综合整体调治,可采取下列综合措施。

(一)一般治疗

1.动静结合,以静和休息为主

避免劳累及精神压力过大。因上列因素可加重肾功能负荷,以及加重高血压、水肿和尿检异常,这在治疗恢复过程中非常重要。

2.饮食调节

(1)蛋白质的摄入:慢性肾炎患者应根据肾功能减退程度决定蛋白质的入量。轻度肾功能减退者,蛋白食入量应 0.6 g/(kg·d),以优质蛋白为主,适当辅以 α-酮酸或必需氨基酸,可适当增加碳水化合物的摄入,以满足机体能量需要,防止负氮平衡。如患者肾功能正常,可适当放宽蛋白入量,一般不易超过 1.0 g/(kg·d),以免加重肾小球高滤过等所致的肾小球硬化。慢性肾炎、肾功能损害患者,如长期限制蛋白质入量,势必导致必需氨基酸的缺乏。因此,补充 α-酮酸是必要的。α-酮酸含有多种必需氨基酸,摄入后经过转氨基作用形成相应的氨基酸,可使机体既获取必需氨基酸,又减少了不必要的氨基,还提供了一定量的钙。对肾性高磷酸盐血症和继发性甲状旁腺功能亢进起到良好的作用。

(2)盐的摄入:有高血压和水肿的慢性肾炎,盐的摄入一般控制在 3 g/d 以下。

(3)脂肪的摄入:高脂血症是促进肾脏病变加重的独立的危险因素,尤其是慢性肾炎大量蛋白尿的患者脂质代谢紊乱而出现的高脂血症。应限制脂肪摄入,限制含有大量饱和酸和脂肪酸的动物脂肪更为重要。

(二)药物治疗

1.积极控制高血压

高血压是加速肾小球硬化,促进肾功能恶化的重要危险因素,为此积极控制高血压是十分重要的环节。控制高血压可防止肾功能减退,或使已经受损的肾功能有所改善,并可防止心血管的合并症,改善近期预后,具体治疗原则如下。

(1)力争达到目标值,如尿蛋白<1 g/d 的患者,血压控制在 17.3/10.7 kPa(130/80 mmHg)左右;如尿蛋白≥1.0 g/d 的患者,血压应控制在 16.7/10.0 kPa(125/75 mmHg)以下水平。

(2)降压速度不能过低过快,使血压平稳下降。

(3)先以一种药物小剂量开始,必要时联合用药,直至血压控制满意。

(4)优选具有肾保护作用、能减缓肾功能恶化的降压药物。

(5)降压药物的选择:首选血管紧张素转换酶抑制剂(ACEI)、血管紧张素 Ⅱ 受体拮抗剂(ARB);其次是长效钙通道阻滞剂(CCB)、β 受体阻滞剂、血管扩张剂、利尿剂等。由于 ACEI 与 ARB 除具有降压作用外,还有减少尿蛋白和延缓肾功能恶化,保护肾的功能效应,应优先选用。

在肾功能不全患者应用 ACEI 或 ARB 时,应注意防止高血钾和血肌酐升高发生。但血肌酐>264 μmol/L 时,务必在严密检测下谨慎应用,尤其注意监测肾功能和血钾。

2.严密控制蛋白尿

蛋白尿是慢性肾损害进程中独立危险因素,是肾功能渐进性恶化不利条件,控制蛋白尿可延缓疾病的进展。尿蛋白导致肾损害的机制有以下几点。

(1)导致肾小管上皮细胞重吸收蛋白过多而致细胞溶酶体破裂,释放溶酶体酶和补体引起组织损伤。

(2)肾小管上皮细胞摄取过多的白蛋白和脂肪酸,导致脂质合成和释放,引起细胞浸润,并释放组织因子造成组织损伤。

(3)肾小管本身产生的 T-H 糖蛋白与滤液中蛋白相互作用阻塞肾小管。

(4)尿中补体成分增加,特别是 C5b-9 膜攻击复合物激活近曲小管上皮的补体替代途径。

(5)肾小管蛋白质产氨增多,以及活化的氨基化 C3 的相应产生。

(6)尿中转铁蛋白释放铁离子,产生游离-OH 损伤肾小管。

以上因素导致小管分泌内皮素引起间质缺氧,产生致纤维因子。

控制蛋白尿药物的选择:ACEI 与 ARB 具有降低尿蛋白的作用,这种减少尿蛋白的作用并不依赖其降压的作用。因此,对于非肾病综合征范围内的蛋白尿可使用 ACEI 和(或)ARB 控制蛋白尿治疗。因用这类药物减少蛋白尿与剂量相关,所以其用药剂量,常需要高于降压所需剂量,但应预防低血压的发生。如依那普利 20~30 mg/d 和(或)氯沙坦 100~150 mg/d,才可发挥较好的降低蛋白尿和肾脏保护作用。

3.糖皮质激素和细胞毒类药物的应用

由于慢性肾炎是因多种因素引起的综合征表现,其病因、病理类型、病情变化和临床表现、肾功能损害程度等差异很大,故是否应用皮质激素、细胞毒类药物,应根据临床表现和病理类型不同,综合分析,予以确立是否应用。

(1)有大量蛋白尿伴或不伴肾功能轻度损害者,可考虑应用糖皮质激素,一般应用泼尼松1 mg/(kg·d),治疗过程中严密观察血压和肾功能,一旦有肾功能损害应酌情撤减。

(2)肾功能进行性减退者,不宜继续使用常规的口服糖皮质激素治疗。

(3)根据病理检查结果应用:如为活动性病变为主,细胞增生,炎症细胞浸润等,伴有大量蛋白尿则应用激素及细胞毒类积极治疗。泼尼松 1 mg(/kg·d),环磷酰胺 2 mg(/kg·d)。若病理检查结果为慢性病变为主(肾小管萎缩,间质纤维化),则不考虑皮质激素等免疫抑制剂治疗。如果病理检查结果表现为活动性病变和慢性病变并存,肾功能已有轻度损害(Scr<256 μmol/L),伴有大量蛋白尿,这类患者也可考虑皮质激素与细胞毒类药物的治疗(剂量同上),并可加用雷公藤总苷 60 mg/d,分 3 次服用。需密切观察肾功能的变化。

4.抗凝和血小板解聚药物治疗

抗凝药和血小板解聚药有一定的稳定肾功能和减轻肾脏病理损伤,延缓肾病的进展作用。即使无高凝状态和各种病理类型表现者,也可常规较长时间的配合激素及细胞毒类,或单独应用此类药物。常用药物如下。

(1)低分子肝素:该药的抗凝活性在于与抗凝血酶Ⅲ的结合后肝素链上的五聚糖抑制剂凝血酶和凝血因子Ⅹa,结果抗栓效果优于抗凝作用,生物利用度高,出血倾向少,半衰期比普通肝素长 2～4 倍,常用剂量为 5 000 U/d,腹壁皮下注射或静脉滴注,一般 7～10 天为 1 个疗程。根据临床表现和检验凝血系列,无出血倾向者,可连续应用 2～3 个疗程。

(2)双嘧达莫:此为血小板解聚药,用量 200～300 mg/d,分 3 次口服,每月为 1 个疗程,可连续服用3～6 个月以上。

(3)阿司匹林:50～150 mg/d,每天 1 次,无出血倾向者可连续服用 6 个月以上。

(4)盐酸噻氯匹定(抵克立得)250～500 mg/d。西洛他唑 50～200 mg/d。

(5)华法林:4～20 mg/d,分 2 次服用,根据凝血酶原时间以 1 mg 为阶梯调整剂量。药物使用期间应定期检验凝血酶原时间(至少 3～4 周 1 次),防止出血,应严密观察。

以上的抗凝、溶栓、解聚血小板、扩张血管的中药、西药制剂,在应用时可选择 1～4 种,应注意有出血倾向者,或有过敏等不良反应者忌用或慎用,并要随时观察凝血酶时间。

5.降脂药物治疗

肾病并发脂质代谢紊乱,可加重肾功能的损害,并引起细胞凋亡,导致组织损伤。因此,当肾病并发脂质异常时,特别是低密度脂蛋白异常,应引起重视进而调节。他汀类药物不仅可以降血脂,更重要的是可以与肾脏纤维化有关分子的活性可逆性抑制系膜细胞,平滑肌细胞和小管上皮细胞对胰岛素样生长因子(PDGF)的增生反应。抑制单核细胞化学趋化蛋白和黏附因子的产生,减轻肾组织的损伤和纤维化。

6.避免加重肾损害的因素

在慢性肾炎的治疗恢复过程中,应积极预防感染、低血容量、腹水、水电解质和酸碱平衡紊乱。避免过度劳累、妊娠和应用肾毒性药物,解除心理压力,如有血尿酸升高应积极治疗等。

第四节　原发性肾病综合征

一、原发性肾病综合征的诊断

(一)肾病综合征的概念及分类

肾病综合征(nephrotic syndrome,NS)是指各种原因导致的大量蛋白尿(>3.5 g/d)、低清蛋白血症(<30 g/L)、水肿和(或)高脂血症。其中大量蛋白尿和低清蛋白血症是诊断的必备条件,具备这两条再加水肿和(或)高脂血症肾病综合征诊断即可成立。

肾病综合征可分为原发性、继发性和遗传性三大类(也有学者将遗传性归入继发性肾病综合征)。继发性肾病综合征很常见,在我国常由糖尿病肾病、狼疮性肾炎、乙肝病毒相关性肾炎、过敏性紫癜性肾炎、恶性肿瘤相关性肾小球病、肾淀粉样变性和汞等重金属中毒引起。遗传性肾病综合征并不多见,在婴幼儿主要见于先天性肾病综合征(芬兰型及非芬兰型),此外,少数遗传性肾炎患者也能呈现肾病综合征。

(二)原发性肾病综合征的诊断及鉴别诊断

原发性肾病综合征是原发性肾小球疾病最常见的临床表现。符合肾病综合征诊断标准,并能排除各种病因的继发性肾病综合征和遗传性疾病所致肾病综合征,方可诊断原发性肾病综合征。

如下要点能帮助原发性与继发性肾病综合征鉴别。

1.临床表现

应参考患者的年龄、性别及临床表现特点,有针对性地排除继发性肾病综合征,例如,儿童应重点排除乙肝病毒相关性肾炎及过敏性紫癜肾炎所致肾病综合征;老年患者则应着重排除淀粉样变性肾病、糖尿病肾病及恶性肿瘤相关性肾小球病所致肾病综合征;女性、尤其青中年患者均需排除狼疮性肾炎;对于使用不合格美白或祛斑美容护肤品病理诊断为肾小球微小病变病(minimal change disease,MCD)或膜性肾病(membranous nephropathy,MN)的年轻女性肾病综合征患者,应注意排除汞中毒可能。认真进行系统性疾病的有关检查,而且必要时进行肾穿刺病理活检可资鉴别。

2.病理表现

原发性肾病综合征的主要病理类型为MN(常见于中老年患者)、MCD(常见于儿童及部分老年患者)及局灶节段性肾小球硬化(focal segmental glomerular sclerosis,FSGS),另外,某些增生性肾小球肾炎如IgA肾病、系膜增生性肾炎、膜增生性肾炎、新月体肾炎等也能呈现肾病综合征表现。各种继发性肾小球疾病的病理表现,在多数情况下与这些原发性肾小球疾病病理表现不同,再结合临床表现进行分析,鉴别并不困难。

近年,利用免疫病理技术鉴别原发性(或称特发性)MN与继发性MN(在我国常见于狼疮性MN、乙肝病毒相关性MN、恶性肿瘤相关性MN及汞中毒相关性MN等)已有较大进展。现在认为,原发性MN是自身免疫性疾病,其中抗足细胞表面的磷脂酶A2受体(phospholipase A2 rreceptor,PLA2R)抗体是重要的自身抗体之一,它主要以IgG4形式存在,但是外源性抗原及非肾自身抗原诱发机体免疫反应导致的继发性MN却并非如此。基于上述认识,现在已用抗IgG亚类(包括IgG1、IgG2、IgG3和IgG4)抗体及抗PLA2R抗体对肾组织进行免疫荧光或免疫组化检查,来帮助鉴别原、继发性MN。

国内外研究显示,原发性MN患者肾小球毛细血管壁上沉积的IgG亚类主要是IgG4,并常伴PLA2R沉积;而狼疮性MN及乙肝病毒相关性MN,肾小球毛细血管壁上沉积的IgG主要是IgG1、IgG2或IgG3,且不伴PLA2R沉积;恶性肿瘤相关性MN及汞中毒相关性MN毛细血管壁上沉积的IgG亚类也非IgG4为主,有否PLA2R沉积?目前尚无研究报道。不过,并非所有检测结果都绝对如此,文献报道原发性MN患者肾小球毛细血管壁上以IgG4亚类沉积为主者占81%～100%,有PLA2R沉积者占69%～96%,所以仍有部分原发性MN患者可呈阴性结果,另外阳性结果也与继发性MN存在一定交叉。为此IgG亚类及PLA2R的免疫病理检查结果仍然需要再进行综合分析,才能最后判断它在鉴别原、继发MN上的意义。

3.实验室检查

近年来,研究还发现一些原发性肾小球疾病病理类型的血清标志物,它们在一定程度上对鉴别原发性与继发性肾病综合征也有帮助。

（1）血清 PLA2R 抗体：美国 Beck 等研究显示 70％的原发性 MN 患者血清中含有抗 PLA2R 抗体，而狼疮性肾炎、乙肝病毒相关性肾炎等继发性 MN 患者血清无此抗体，显示此抗体对于原发性 MN 具有较高的特异性。此后，欧洲及中国的研究显示，原发性 MN 患者血清 PLA2R 抗体滴度还与病情活动度相关，病情缓解后抗体滴度降低或消失，复发时滴度再升高。不过，在原发性 MN 患者中，此血清抗体的阳性率为 57％～82％，所以阴性结果仍不能除外原发性 MN。

（2）可溶性尿激酶受体（soluble urokinase receptor，suPAR）：Wei 等检测了 78 例原发性 FSGS、25 例 MCD、16 例 MN、7 例先兆子痫和 22 例正常人血清中 suPAR 的浓度，结果发现原发性 FSGS 患者血清 suPAR 浓度明显高于正常对照和其他肾小球疾病的患者，提示 suPAR 可能是原发性 FSGS 的血清学标志物。Huang 等的研究基本支持 Wei 的看法，同时发现随着 FSGS 病情缓解，血清 suPAR 水平也明显降低，但是他们的研究结果并不认为此检查能鉴别原发性及继发性 FSGS。为此，今后还需要更多的研究来进一步验证。就目前已发表的资料看，约 2/3 原发性 FSGS 患者血清 suPAR 抗体阳性，但是其检测结果与其他肾小球疾病仍有一定重叠，这些在分析试验结果时应该注意。

二、原发性肾病综合征的治疗原则、进展与展望

（一）治疗原则

原发性肾病综合征的治疗原则主要有以下内容。①主要治疗：原发性肾病综合征的主要治疗药物是糖皮质激素和（或）免疫抑制剂，但是具体应用时一定要有区别地制定个体化治疗方案。原发性肾病综合征的不同病理类型在药物治疗反应、肾损害进展速度及肾病综合征缓解后的复发上都存在很大差别，所以，首先应根据病理类型及病变程度来有区别地实施治疗；另外，还需要参考患者年龄、体重、有无激素及免疫抑制剂使用禁忌证、是否有生育需求、个人意愿采取不同的用药。有区别地个体化地制定激素和（或）免疫抑制剂的治疗方案，是现代原发性肾病综合征治疗的重要原则。②对症治疗：水肿（重时伴腹水及胸腔积液）是肾病综合征患者的常见症状，利尿治疗是主要的对症治疗手段。利尿要适度，以每天体重下降 0.5～1.0 kg 为妥。如果利尿过猛可导致电解质紊乱、血栓栓塞及肾前性急性肾损害（acute kidney injury，AKI）。③防治并发症：加强对感染、血栓栓塞、蛋白质缺乏、脂代谢紊乱及 AKI 等并发症的预防与治疗。④保护肾功能：要努力防治疾病本身及治疗措施不当导致的肾功能恶化。

(二)具体治疗药物及措施

1.免疫抑制治疗

(1)糖皮质激素:对免疫反应多个环节都有抑制作用。能抑制巨噬细胞对抗原的吞噬和处理;抑制淋巴细胞DNA合成和有丝分裂,破坏淋巴细胞,使外周淋巴细胞数量减少;抑制辅助性T细胞和B细胞,使抗体生成减少;抑制细胞因子如IL-2等生成,减轻效应期的免疫性炎症反应等。激素于20世纪50年代初开始应用于原发性肾病综合征治疗,至今仍是最常用的免疫抑制治疗药物。

我国在原发性肾病综合征治疗中激素的使用原则如下。①起始足量:常用药物为泼尼松(或泼尼松龙)每天1 mg/kg(最高剂量60 mg/d),早晨顿服,口服8～12周,必要时可延长至16周(主要适用于FSGS患者);②缓慢减药:足量治疗后每2～3周减原用量的10%左右,当减至20 mg/d左右肾病综合征易反复,应更缓慢减量;③长期维持:最后以最小有效剂量(10 mg/d左右)再维持半年或更长时间,以后再缓慢减量至停药。这种缓慢减药和维持治疗方法可以巩固疗效、减少肾病综合征复发,更值得注意的是这种缓慢减药方法是预防肾上腺皮质功能不全或危象的较为有效方法。激素是治疗原发性肾病综合征的"王牌",但是不良反应也很多包括感染、消化道出血及溃疡穿孔、高血压、水钠潴留、升高血糖、降低血钾、股骨头坏死、骨质疏松、精神兴奋,库欣综合征及肾上腺皮质功能不全等,使用时应密切监测。

(2)环磷酰胺:此药是烷化剂类免疫抑制剂。破坏DNA的结构和功能,抑制细胞分裂和增殖,对T细胞和B细胞均有细胞毒性作用,由于B细胞生长周期长,故对B细胞影响大。是临床上治疗原发性肾病综合征最常用的细胞毒类药物,可以口服使用,也可以静脉注射使用,由于口服与静脉治疗疗效相似,因此治疗原发性肾病综合征最常使用的方法是口服。具体用法为,每天2 mg/kg(常用100 mg/d),分2～3次服用,总量6～12 g。用药时需注意适当多饮水及避免睡前服药,并应对药物的各种不良反应进行监测及处理。常见的药物不良反应有骨髓抑制、出血性膀胱炎、肝损伤、胃肠道反应、脱发与性腺抑制(可能造成不育)。

(3)环孢素A:是由真菌代谢产物提取得到的11个氨基酸组成环状多肽,可以人工合成。能选择性抑制T辅助细胞及T细胞毒效应细胞,选择性抑制T辅助性细胞合成IL-2,从而发挥免疫抑制作用。不影响骨髓的正常造血功能,对B细胞、粒细胞及巨噬细胞影响小。已作为MN的一线用药,以及难治性MCD和FSGS的二线用药。常用量为每天3～5 mg/kg,分2次空腹口服,服药期间需监测药物谷浓度并维持在 $100\sim200$ ng/mL。近年来,有研究显示用小剂量环孢素 A(每天 $1\sim2$ mg/kg)治疗同样有效。该药起效较快,在服药 1 个月后可见到病情缓解趋势,$3\sim6$ 个月后可以缓慢减量,总疗程为 $1\sim2$ 年,对于某些难治性并对环孢素 A 依赖的病例,可采用小剂量每天 $1\sim1.5$ mg/kg 维持相当长时间(数年)。若治疗6个月仍未见效果,再继续应用患者获得缓解机会不大,建议停用。当环孢素 A 与激素联合应用时,激素起始剂量常减半如泼尼松或泼尼松龙每天 0.5 mg/kg。环孢素 A 的常见不良反应包括急性及慢性肾损害、肝毒性、高血压、高尿酸血症、多毛及牙龈增生等,其中造成肾损害的原因较多(如肾前性因素所致 AKI、慢性肾间质纤维化所致慢性肾功能不全等),且有时此损害发生比较隐匿需值得关注。当血肌酐(SCr)较基础值增长超过 30%,不管是否已超过正常值,都应减少原药量的 $25\%\sim50\%$ 或停药。

(4)他克莫司:又称 FK-506,与红霉素的结构相似,为大环内脂类药物。其对免疫系统作用与环孢素 A 相似,两者同为钙调神经磷酸酶抑制剂,但其免疫抑制作用强,属高效新型免疫抑制剂。主要抑制IL-2、IL-3 和干扰素 γ 等淋巴因子的活化和 IL-2 受体的表达,对 B 细胞和巨噬细胞影响较小。主要不良反应是糖尿病、肾损害、肝损害、高钾血症、腹泻和手颤。腹泻可以致使本药血药浓度升高,又可以是其一种不良反应,需要引起临床医师关注。该药物费用昂贵,是治疗原发性肾病综合征的二线用药。常用量为每天$0.05\sim0.1$ mg/kg,分 2 次空腹服用。服药物期间需监测药物谷浓度并维持在 $5\sim10$ ng/mL,治疗疗程与环孢素 A 相似。

(5)吗替麦考酚酯:商品名骁悉。在体内代谢为吗替麦考酚酸,后者为次黄嘌呤单核苷酸脱氢酶抑制剂,抑制鸟嘌呤核苷酸的从头合成途径,选择性抑制 T、B 淋巴细胞,通过抑制免疫反应而发挥治疗作用。诱导期常用量为 $1.5\sim2.0$ g/d,分 2 次空腹服用,应用 $3\sim6$ 个月,维持期常用量为 $0.5\sim1.0$ g/d,维持 $6\sim12$ 个月。该药对部分难治性肾病综合征有效,但缺乏随机对照试验(RCT)的研究证据。该药物价格昂贵,由于缺乏 RCT 证据,现不作为原发性肾病综合征的一线药物,仅适用于一线药物无效的难治性病例。主要不良反应是胃肠道反应(腹胀、腹泻)、感染、骨髓抑制(白细胞计数减少及贫血)及肝损害。特别值得注意的是,在免疫功能低下患者应用吗替麦考酚酯,可出现卡氏肺孢子虫肺炎、腺病毒或巨细胞病毒等严重感染,甚至威胁生命。

(6)来氟米特:商品名爱诺华,是一种有效的治疗类风湿关节炎的免疫抑制剂,在国内其适应证还扩大到治疗系统性红斑狼疮。此药通过抑制二氢乳清酸脱氢酶活性,阻断嘧啶核苷酸的生物合成,从而达到抑制淋巴细胞增殖的目的。国外尚无使用来氟米特治疗原发性肾病综合征的报道,国内小样本针对于 IgA 肾病合并肾病综合征的临床观察显示,激素联合来氟米特的疗效与激素联合吗替麦考酚酯的疗效相似,但是,后者本身在 IgA 肾病治疗中的作用就不肯定,因此,这个研究结果不值得推荐。新近一项使用来氟米特治疗 16 例难治性成人 MCD 的研究显示,来氟米特对这部分患者有效,并可以减少激素剂量。由于缺乏 RCT 研究证据,指南并不推荐用来氟米特治疗原发性肾病综合征。治疗类风湿关节炎等病的剂量为 10～20 mg/d,共应用 6 个月,以后缓慢减量,总疗程为 1～1.5 年。主要不良反应为肝损害、感染和过敏,国外尚有肺间质纤维化的报道。

2.利尿消肿治疗

如果患者存在有效循环血容量不足,则应在适当扩容治疗后再予利尿剂治疗;如果没有有效循环血容量不足,则可直接应用利尿剂。

(1)利尿剂治疗:轻度水肿者可用噻嗪类利尿剂联合保钾利尿剂口服治疗,中、重度水肿伴或不伴体腔积液者,应选用袢利尿剂静脉给药治疗(此时肠道黏膜水肿,会影响口服药吸收)。袢利尿剂宜先从静脉输液小壶滴入一个负荷量(如呋塞米 20～40 mg,使髓袢的药物浓度迅速达到利尿阈值),然后再持续泵注维持量(如呋塞米 5～10 mg/h,以维持髓袢的药物浓度始终在利尿阈值上),如此才能获得最佳利尿效果。每天呋塞米的使用总量不超过 200 mg。"弹丸"式给药间期髓袢药物浓度常达不到利尿阈值,此时会出现"利尿后钠潴留"(髓袢对钠重吸收增强,出现"反跳"),致使袢利尿剂的疗效变差。另外,现在还提倡袢利尿剂与作用于远端肾小管及集合管的口服利尿药(前者如氢氯噻嗪,后者如螺内酯及阿米洛利)联合治疗,因为应用袢利尿剂后,远端肾单位对钠的重吸收会代偿增强,使袢利尿剂利尿效果减弱,并用远端肾单位利尿剂即能克服这一缺点。

(2)扩容治疗:对于合并有效血容量不足的患者,可静脉输注胶体液提高血浆胶体渗透压扩容,从而改善肾脏血流灌注,提高利尿剂疗效。临床常静脉输注血浆代用品右旋糖酐来进行扩容治疗,应用时需注意:①用含糖而不用含钠的制剂,以免氯化钠影响利尿疗效;②应用相对分子质量为 20～40 kDa 的制剂(即低分子右旋糖苷),以获得扩容及渗透性利尿双重疗效;③用药不宜过频,剂量不宜过大。一般而言,可以一周输注 2 次,每次输注 250 mL,短期应用,而且如无利尿效果就应及时停药。盲目过大量、过频繁地用药可能造成肾损害(病理显示近端肾小管严重空泡变性呈"肠管样",化验血清肌酐增高,原来激素治疗敏感者变成激素抵抗,出现利尿剂抵抗);④当尿量＜400 mL/d 时禁用,此时药物易滞留并堵塞肾小管,诱发急性肾衰竭。

由于人血制剂(血浆及清蛋白)来之不易,而且难以完全避免变态反应及血源性感染,因此在一般情况下不提倡用人血制剂来扩容利尿。只有当患者尿量<400 mL/d,又必须进行扩容治疗时,才选用血浆或清蛋白。

(3)利尿治疗疗效不好的常见原因如下:①有效血容量不足的患者,没有事先静脉输注胶体液扩容,肾脏处于缺血状态,对袢利尿剂反应差;而另一方面滥用胶体液包括血浆制品及血浆代用品导致严重肾小管损伤(即前述的肾小管呈"肠管样"严重空泡变性)时,肾小管对袢利尿剂可完全失去反应,常需数月时间,待肾小管上皮细胞再生并功能恢复正常后,才能重新获得利尿效果。②呋塞米的血浆蛋白(主要为清蛋白)结合率高达 91%～97%。低清蛋白血症可使其血中游离态浓度升高,肝脏对其降解加速;另外,结合态的呋塞米又能随清蛋白从尿排出体外。因此,低清蛋白血症可使呋塞米的有效血浓度降低及作用时间缩短,故而利尿效果下降。③袢利尿剂没有按前述要求规范用药,尤其值得注意的是:中重度肾病综合征患者仍旧口服给药,肠黏膜水肿致使药物吸收差;间断静脉"弹丸"式给药,造成给药间期"利尿后钠潴留";不配合服用作用于远端肾单位的利尿药,削弱了袢利尿剂疗效。④肾病综合征患者必须严格限盐(摄取食盐2～3 g/d),而医师及患者忽视限盐的现象在临床十分普遍,不严格限盐上述药物的利尿效果会显著减弱。临床上,对于少数利尿效果极差的难治性重度水肿患者,可采用血液净化技术进行超滤脱水治疗。

3.血管紧张素Ⅱ拮抗剂治疗

大量蛋白尿是肾病综合征的最核心问题,由它引发肾病综合征的其他临床表现(低蛋白血症、高脂血症、水肿和体腔积液)和各种并发症。此外,持续性大量蛋白尿本身可导致肾小球高滤过,增加肾小管蛋白重吸收,加速肾小球硬化,加重肾小管损伤及肾间质纤维化,影响疾病预后。因此减少尿蛋白在肾病综合征治疗中十分重要。

近年来,常用血管紧张素转化酶抑制剂(ACEI)或血管紧张素 AT1 受体阻断剂(ARB)作为肾病综合征患者减少尿蛋白的辅助治疗。研究证实,ACEI 或ARB 除具有降压作用外,还有确切的减少尿蛋白排泄(可减少 30%)和延缓肾损害进展的肾脏保护作用。其独立于降压的肾脏保护作用机制包括:①对肾小球血流动力学的调节作用。此类药物既扩张入球小动脉,又扩张出球小动脉,但是后一作用强于前一作用,故能使肾小球内高压、高灌注和高滤过降低,从而减少尿蛋白排泄,保护肾脏;②非血流动力学的肾脏保护效应。此类药能改善肾小球滤过膜选择通透性,改善足细胞功能,减少细胞外基质蓄积,故能减少尿蛋白排泄,延缓肾小球硬化及肾间质纤维化。因此,具有高血压或无高血压的原发性肾病综合征患者均宜用 ACEI 或 ARB 治疗,前者能获得降血压及降压依赖性肾脏保护作用,而后者可以获得非降压依赖性肾脏保护效应。

应用 ACEI 或 ARB 应注意如下事项:①肾病综合征患者在循环容量不足(包括利尿、脱水造成的血容量不足,及肾病综合征本身导致的有效血容量不足)情况下,应避免应用或慎用这类药物,以免诱发 AKI。②肾功能不全和(或)尿量较少的患者服用这类药物,尤其与保钾利尿剂(螺内酯等)联合使用时,要监测血钾浓度,谨防高钾血症发生。③对激素及免疫抑制剂治疗敏感的患者,如 MCD 患者,蛋白尿能很快消失,没有必要也不建议服用这类药物。④不推荐 ACEI 和 ARB 联合使用。

三、不同病理类型的治疗方案

(一)MN

应争取将肾病综合征治疗缓解或者部分缓解,无法达到时,则以减轻症状、减少尿蛋白排泄、延缓肾损害进展及防治并发症作为治疗重点。MN 患者尤应注意防治血栓栓塞并发症。

本病不提倡单独使用激素治疗;推荐使用足量激素(如泼尼松或泼尼松龙始量每天 1 mg/kg)联合细胞毒类药物(环磷酰胺)治疗,或较小剂量激素(如泼尼松或泼尼松龙始量每天 0.5 mg/kg)联合环孢素 A 或他克莫司治疗;激素相对禁忌或不能耐受者,也可以单独使用环孢素 A 或他克莫司治疗。对于使用激素联合环磷酰胺治疗无效的病例可以换用激素联合环孢素 A 或他克莫司治疗,反之亦然;对于治疗缓解后复发病例,可以重新使用原方案治疗。

2012 年 KDIGO 制定的《肾小球肾炎临床实践指南》,推荐 MN 所致肾病综合征患者应用激素及免疫抑制剂治疗的适应证如下:①尿蛋白持续超过 4 g/d,或是较基线上升超过 50%,经抗高血压和抗蛋白尿治疗 6 个月未见下降(1B 级证据);②出现严重的、致残的、或威胁生命的肾病综合征相关症状(1C 级证据);③诊断 MN 后的 6~12 个月内 SCr 上升≥30%,能除外其他原因引起的肾功能恶化(2C 级证据)。而出现以下情况建议不用激素及免疫抑制剂治疗:①SCr 持续>3.5 mg/dL(>309 μmol/L)或估算肾小球滤过率(eGFR)<30 mL/(min·1.73 m²);②超声检查肾脏体积明显缩小(如长径<8 cm);③合并严重的或潜在致命的感染。

(二)微小病变肾病

应力争将肾病综合征治疗缓解。本病所致肾病综合征对激素治疗十分敏感,治疗后肾病综合征常能完全缓解,但是缓解后肾病综合征较易复发,而且多次复发即可能转型为FSGS,这必须注意。

初治病例推荐单独使用激素治疗;对于多次复发或激素依赖的病例,可选用激素与环磷酰胺联合治疗;担心环磷酰胺影响生育者或者经激素联合环磷酰胺治疗后无效或仍然复发者,可选用较小剂量激素(如泼尼松或泼尼松龙始量每天0.5 mg/kg)与环孢素A或他克莫司联合治疗,或单独使用环孢素A或他克莫司治疗;对于环磷酰胺、环孢素A或他克莫司等都无效或不能耐受的病例,可改用吗替麦考酚酯治疗。对于激素抵抗型患者需重复肾活检,以排除FSGS。

(三)局灶节段性肾小球硬化

应争取将肾病综合征治疗缓解或部分缓解,但是无法获得上述疗效时,则应改变目标将减轻症状、减少尿蛋白排泄、延缓肾损害进展及防治并发症作为治疗重点。既往认为本病治疗效果差,但是,近年来的系列研究显示约有50%患者应用激素治疗仍然有效,但显效较慢。其中,顶端型FSGS的疗效与MCD相似。

目前,推荐使用足量激素治疗,如果肾病综合征未缓解,可持续足量服用4个月,完全缓解后逐渐减量至维持剂量,再服用0.5～1年;对于激素抵抗或激素依赖病例可以选用较小剂量激素(如泼尼松或泼尼松龙始量每天0.5 mg/kg)与环孢素A或他克莫司联合治疗,有效病例环孢素A可在减量至每天1～1.5 mg/kg后,维持服用1～2年。激素相对禁忌或不能耐受者,也可以单独使用环孢素A或他克莫司治疗。不过对SCr升高及有较明显肾间质的患者,使用环孢素A或他克莫司要谨慎。应用细胞毒药物(如环磷酰胺)、吗替麦考酚酯治疗本病目前缺乏循证医学证据。

(四)系膜增生性肾炎

非IgA肾病的系膜增生性肾炎在西方国家较少见,而我国病例远较西方国家多。本病所致肾病综合征的治疗方案,要据肾小球的系膜病变程度、尤其是系膜基质增多程度来决定。轻度系膜增生性肾炎所致肾病综合征的治疗目标及方案与MCD相同,且疗效及转归与MCD也十分相似;而重度系膜增生性肾炎所致肾病综合征可参考原发性FSGS的治疗方案治疗。

(五)膜增生性肾炎

原发性膜增生性肾炎较少见,疗效很差。目前并无循证医学证据基础上的有效治疗方案可被推荐,临床上可以试用激素加环磷酰胺治疗,无效者还可试用较小量糖皮质激素加吗替麦考酚酯治疗。如果治疗无效,则应停用上述治疗。

(六)IgA 肾病

约 1/4IgA 肾病患者可出现大量蛋白尿(>3.5 g/d),而他们中仅约 1/2 患者呈现肾病综合征。现在认为,部分呈现肾病综合征的 IgA 肾病实际为 IgA 肾病与 MCD 的重叠(免疫荧光表现符合 IgA 肾病,而光镜及电镜下所见支持 MCD),这部分患者可参照 MCD 的治疗方案进行治疗,而且疗效及转归也与 MCD 十分相似;而另一部分患者是 IgA 肾病本身导致肾病综合征(免疫荧光表现符合 IgA 肾病,光镜及电镜下呈现为增生性肾小球肾炎或 FSGS),这部分患者似可参照相应的增生性肾小球肾炎及 FSGS 的治疗方案进行治疗。

应当指出的是,上述多数治疗建议是来自于西方国家的临床研究总结,值得从中借鉴,但是是否完全符合中国情况? 这还必须通过我们自己的实践来进一步验证及总结,不应该教条地盲目应用。同时还应指出,上述治疗方案是依据疾病普遍性面对群体制订的,而在临床实践中患者情况多种多样,必须具体问题具体分析,个体化地实施治疗。

四、难治性肾病综合征的治疗

(一)难治性肾病综合征的概念

目前,尚无难治性肾病综合征一致公认的定义。一般认为,难治性肾病综合征包括激素抵抗性、激素依赖性及频繁复发性的原发性肾病综合征。激素抵抗性肾病综合征系指用激素规范化治疗 8 周(FSGS 病例需 16 周)仍无效者;激素依赖性肾病综合征系指激素治疗缓解病例,在激素撤减过程中或停药后14 天内肾病综合征复发者;频繁复发性肾病综合征系指经治疗缓解后半年内复发≥2 次,或 1 年内复发≥3 次者。难治性肾病综合征的患者由于病程较长,病情往往比较复杂,临床治疗上十分棘手。

(二)难治性肾病综合征的常见原因

遇见难治性肾病综合征时,应仔细寻找原因。可能存在如下原因。

1.诊断错误

误将一些继发性肾病(如淀粉样变性肾病等)和特殊的原发性肾病(如脂蛋白肾病、纤维样肾小球病等)当成了普通原发性肾小球疾病应用激素治疗,当然不能取得满意疗效。

2.激素治疗不规范

包括:①重症肾病综合征患者仍然口服激素治疗,由于肠黏膜水肿药物吸收差,激素血浓度低影响疗效;②未遵守"足量、慢减、长期维持"的用药原则,例如始量不足、"阶梯式"加量、或减药及停药过早过快,都会降低激素疗效。③忽视药物间相互作用,例如卡马西平和利福平等药能使泼尼松龙的体内排泄速度增快,血药浓度降低过快,影响激素治疗效果。

3.静脉输注胶体液不当

过频输注血浆制品或血浆代用品导致肾小管严重损伤(肾小管呈"肠管样"严重空泡变性)时,患者不但对利尿剂完全失去反应,而且原本激素敏感的病例(如 MCD)也可能变成激素抵抗。

4.肾脏病理的影响

激素抵抗性肾病综合征常见于膜增生性肾炎及部分 FSGS 和 MN;频繁复发性肾病综合征常见于 MCD 及轻度系膜增生性肾炎(包括 IgA 肾病及非 IgA 肾病),而它们多次复发后也容易变成激素依赖性肾病综合征,甚至转换成 FSGS 变为激素抵抗。

5.并发症的影响

肾病综合征患者存在感染、肾静脉血栓、蛋白营养不良等并发症时,激素疗效均会降低。年轻患者服激素后常起痤疮,痤疮上的"脓头"就能显著影响激素疗效,需要注意。

6.遗传因素

近 10 多年研究发现,5%～20%的激素抵抗性肾病综合征患者的肾小球足细胞存在某些基因突变,它们包括导致裂隙素(nephrin)异常的 *NPHS1* 基因突变、导致足细胞素(podocin)异常的 *NPHS2* 基因突变、导致 CD2 相关蛋白异常的 *CD2AP* 基因突变、导致细胞骨架蛋白 α-辅肌动蛋白 4 异常的 *ACTIN4* 基因突变,以及导致 WT-1 蛋白异常的 *WT-1* 基因突变等。

(三)难治性肾病综合征的治疗对策

难治性肾病综合征的病因比较复杂,有的病因如基因突变难以克服,但多数病因仍有可能改变,从而改善肾病综合征难治状态。对难治性肾病综合征的治疗重点在于明确肾病诊断,寻找可逆因素,合理规范用药。现将相应的治疗措施分述如下。

1.明确肾病诊断

临床上常见的误诊原因为:①未做肾穿刺病理检查;②进行了肾穿刺活检,

但是肾组织未做电镜检查(如纤维样肾小球病等将漏诊)及必要的特殊组化染色(如刚果红染色诊断淀粉样变病)和免疫组化染色检查(如载脂蛋白 ApoE 抗体染色诊断脂蛋白肾病);③病理医师与临床医师沟通不够,没有常规进行临床-病理讨论。所以,凡遇难治性肾病综合征,都应仔细核查有无病理诊断不当或错误的可能,必要时应重复肾活检,进行全面的病理检查及临床-病理讨论,以最终明确疾病诊断。

2.寻找及纠正可逆因素

某些导致肾病综合征难治的因素是可逆的,积极寻找及纠正这些可逆因素,就可能改变"难治"状态。①规范化应用激素和免疫抑制剂:对于激素使用不当的 MCD 患者,在调整激素用量和(或)改变给药途径后,就能使部分激素"抵抗"患者变为激素有效。MN 应避免单用激素治疗,从开始就应激素联合环磷酰胺或环孢素 A 治疗;多次复发的 MCD 也应激素联合环磷酰胺或环孢素 A 治疗。总之,治疗规范化极重要。②合理输注胶体液:应正确应用血浆代用品或血浆制剂扩容,避免滥用导致严重肾小管损伤,而一旦发生就应及时停用胶体液,等待受损肾小管恢复(常需数月),只有肾小管恢复正常后激素才能重新起效。③纠正肾病综合征并发症:前文已述,感染、肾静脉血栓、蛋白营养不良等并发症都可能影响激素疗效,应尽力纠正。

3.治疗无效病例的处置

尽管已采取上述各种措施,仍然有部分难治性肾病综合征患者病情不能缓解,尤其是肾脏病理类型差(如膜增生性肾炎和部分 MN 及 FSGS)和存在某些基因突变者。这些患者应该停止激素及免疫抑制剂治疗,而采取 ACEI 或 ARB 治疗及中药治疗,以期减少尿蛋白排泄及延缓肾损害进展。大量蛋白尿本身就是肾病进展的危险因素,因此,对这些患者而言,能适量减少尿蛋白就是成功,就可能对延缓肾损害进展有利。而盲目地继续应用激素及免疫抑制剂,不但不能获得疗效,反而可能诱发严重感染等并发症,危及生命。

五、对现有治疗的评价及展望

综上所述,实施有区别的个体化治疗是治疗原发性肾病综合征的重要原则及灵魂所在。首先应根据肾病综合征患者的病理类型及病变程度,其次要考虑患者年龄、体重、有无用药禁忌证、有无生育需求及个人用药意愿,来有区别地个体化地制订治疗方案。现在国内肾穿刺病理检查已逐渐推广,这就为实施有区别的个体化的治疗,提高治疗效果奠定了良好基础。

激素及免疫抑制剂用于原发性肾病综合征治疗已经 60 多年,积累了丰富经验。新的药物及制剂不断涌现,尤其环磷酰胺、环孢素 A、他克莫司、吗替麦可酚酯等免疫抑制剂的先后问世,也为有区别地进行个体化治疗提供了更多有效手段。

尽管原发性肾病综合征的治疗取得了很大进展,但是,治疗药物至今仍主要局限于激素及某些免疫抑制剂。用这样的治疗措施,不少病理类型和病变程度较重的患者仍不能获得良好的治疗效果,一些治疗有效的患者也不能克服停药后的疾病复发,而且激素及免疫抑制剂都有着各种不良反应,有些不良反应甚至可以致残或导致死亡。所以开发新的治疗措施及药物,提高治疗疗效,减少治疗不良反应仍是亟待进行的工作,且任重而道远。

继续深入研究阐明不同类型肾小球疾病的发病机制,进而针对机制的不同环节寻求相应干预措施,是开发新药的重要途径。例如,近年已发现肾小球足细胞上的 PLA2R 能参与特发性 MN 发病,而 suPAR 作为血清中的一种通透因子也能参与 FSGS 致病,如果今后针对它们能够发掘出有效的干预方法及治疗药物,即可能显著提高这些疾病的治疗疗效。最近已有使用利妥昔单抗(抗 CD20 分子的单克隆抗体)治疗特发性 MN 成功的报道,经过利妥昔单抗治疗后,患者血清抗 PLA2R 抗体消失,MN 获得缓解,而且不良反应少。

治疗措施和药物的疗效及安全性需要高质量的临床 RCT 试验进行验证。但是在治疗原发性肾病综合征上我国的 RCT 试验很少,所以我国肾病学界应该联手改变这一状态,以自己国家的多中心 RCT 试验资料,来指导医疗实践。

六、原发性肾病综合征的常见并发症

原发性肾病综合征的常见并发症包括:感染、血栓和栓塞、急性肾损伤、高脂血症及蛋白质代谢紊乱等。所有这些并发症的发生都与肾病综合征的核心病变——大量蛋白尿和低清蛋白血症具有内在联系。由于这些并发症常使患者的病情复杂化,影响治疗效果,甚至危及生命,因此,对它们的诊断及防治也是原发性肾病综合征治疗中非常重要的一部分。

(一)感染

感染是原发性肾病综合征的常见并发症,也是导致患者死亡的重要原因之一。随着医学的进展,现在感染导致患者死亡已显著减少,但在临床实践中它仍是我们需要警惕和面对的重要问题。特别是对应用激素及免疫抑制剂治疗的患者,感染常会影响治疗效果和整体预后,处理不好仍会危及生命。

原发性肾病综合征患者感染的发生主要与以下因素有关：①大量蛋白尿导致免疫球蛋白及部分补体成分从尿液丢失，如出现非选择性蛋白尿时大量 IgG 及补体 B 因子丢失，导致患者免疫功能受损。②使用激素和（或）免疫抑制剂治疗导致患者免疫功能低下。③长期大量蛋白尿导致机体营养不良，抵抗力降低。④严重皮下水肿乃至破溃，细菌容易侵入引起局部软组织感染；大量腹水容易发生自发性腹膜炎。它们严重时都能诱发败血症。

常见的感染为呼吸道感染、皮肤感染、肠道感染、尿路感染和自发性腹膜炎，病原微生物有细菌（包括结核菌）、真菌、病毒、支原体和卡氏肺孢子虫等。

有关预测原发性肾病综合征患者发生感染的临床研究还很缺乏。一项儿科临床观察显示，若患儿血浆清蛋白<15 g/L，其发生感染的相对危险度（relative risk，RR）是高于此值患儿的 9.8 倍，因此尽快使肾病综合征缓解是预防感染发生的关键。一项日本的临床研究表明，成人肾病综合征患者感染发生率为 19%，其危险因素是：血清 IgG<6 g/L（RR=6.7），SCr>176.8 μmol/L（2 mg/dL）（RR=5.3）。对于血清 IgG<600 mg/dL 的患者，每 4 周静脉输注丙种球蛋白 10～15 g，可以明显地预防感染发生。

需要注意，正在用激素及免疫抑制剂治疗的患者，其发生感染时临床表现可能不典型，患者可无明显发热，若出现白细胞计数升高及轻度核左移也容易被误认为是激素引起，因此对这些患者更应提高警惕，应定期主动排查感染，包括一些少见部位的感染如肛周脓肿。

感染的预防措施包括：①注意口腔护理，可以使用抑制细菌及真菌的漱口液定时含漱，这对使用强化免疫抑制治疗（如甲泼尼龙冲击治疗）的患者尤为重要。对于严重皮下水肿致皮褶破溃渗液的患者，需要加强皮肤护理，防治细菌侵入。②使用激素及免疫抑制剂时，要严格规范适应证、药量及疗程，并注意监测外周血淋巴细胞及 CD4+ 淋巴细胞总数的变化，当淋巴细胞计数<600/μL 和（或）CD4+ 淋巴细胞计数<200/μL 时，可以给予复方磺胺甲硝唑（即复方新诺明）预防卡氏肺孢子虫感染，具体用法为每周 2 次，每次 2 片（每片含磺胺甲硝唑 400 mg 和甲氧苄啶 80 mg）。③对于血清 IgG<6 g/L 或反复发生感染的患者，可以静脉输注丙种球蛋白来增强体液免疫；对于淋巴细胞计数<600/μL 和（或）CD4+ 淋巴细胞计数<200/μL 的患者，可以肌内注射或静脉输注胸腺素来改善细胞免疫。④对于反复发生感染者，还可请中医辨证施治，给予中药调理预防感染。虽然在临床实践中，我们发现中药调理能够发挥预防感染的作用，但是，目前还缺乏循证医学证据支持。

需要指出的是,若使用激素及免疫抑制剂患者发生了严重感染,可以将这些药物尽快减量或者暂时停用,因为它们对控制感染不利,而且合并感染时它们治疗 NS 的疗效也不佳。但是,某些重症感染如卡氏肺包虫肺炎却不宜停用激素,因为激素能减轻间质性肺炎,改善缺氧状态,降低病死率。

(二)血栓和栓塞

肾病综合征合并血栓、栓塞的发生率为 10％～42％,常见肾静脉血栓(RVT)、其他部位深静脉血栓和肺栓塞。动脉血栓较为少见。血栓和栓塞的发生率与肾病综合征的严重程度、肾小球疾病的种类有关,但检测手段的敏感性也影响本病的发现。

1.发病机制

肾病综合征易并发血栓、栓塞主要与血小板活化、凝血及纤溶异常、血液黏稠度增高相关。临床观察发现:①肾病综合征患者血小板功能常亢进,甚至数量增加,患者血清血栓素(TXA2)及血管假性血友病因子(vWF)增加,可促使血小板聚集、黏附功能增强并被激活。②低清蛋白血症刺激肝脏合成蛋白,导致血中大分子的凝血因子 Ⅰ、Ⅱ、Ⅴ、Ⅶ、Ⅷ、Ⅹ 浓度升高;而内源性抗凝物质(凝血酶Ⅲ及蛋白 C、S)因相对分子质量小随尿丢失至血浓度降低。③纤溶酶原相对分子质量较小随尿排出,血清浓度降低,而纤溶酶原激活物抑制物 PAI-1 及纤溶酶抑制物 α2-巨球蛋白血浓度升高。上述变化导致血栓易于形成而不易被溶解。④肾病综合征患者有效血容量不足血液浓缩及出现高脂血症等,致使血液黏稠度增高,也是导致血栓发生的危险因素。此外,不适当地大量利尿以及使用激素治疗也能增加血栓形成的风险。

肾小球疾病的病理类型也与血栓、栓塞并发症有关:MN 的发生率最高,为29％～60％,明显高于 MCD 和 FSGS(分别为 24.1％和 18.8％),MN 合并血栓的风险是 IgA 肾病的 10.8 倍,并易发生有临床症状的急性静脉主干血栓如肾静脉、肺血管主干血栓,原因至今未明。

研究认为,能预测肾病综合征患者血栓、栓塞并发症风险的指标为:①血浆清蛋白<20 g/L,新近发现 MN 患者血浆清蛋白<28 g/L 血栓栓塞风险即明显升高;②病理类型为 MN;③有效血容量明显不足。

2.临床表现与影像学检查

血栓、栓塞并发症的临床表现可能非常不明显,以肾静脉血栓为例,多数分支小血栓并没有临床症状。因此,要对肾病综合征患者进行认真细致地观察,必要时及时做影像学检查,以减少漏诊。患者双侧肢体水肿不对称,提示水肿较重的一侧肢体有深静脉血栓可能;腰痛、明显血尿、B超发现一侧或双侧肾肿大以及不明原因的 AKI,提示肾静脉血栓;胸闷、气短、咯血和胸痛提示肺栓塞。

在肾静脉血栓诊断方面,多普勒超声有助于发现肾静脉主干血栓,具有方便、经济和无损伤的优点,但是敏感性低,而且检查准确性较大程度地依赖操作者技术水平。CT 及磁共振肾静脉成像有较好的诊断价值,而选择性肾静脉造影仍是诊断的"金标准"。在肺栓塞诊断上,核素肺通气/灌注扫描是较为敏感、特异的无创性诊断手段。CT 及磁共振肺血管成像及超声心动图也可为诊断提供帮助,后者可发现肺动脉高压力、右心室和(或)右心房扩大等征象。肺动脉造影是诊断肺栓塞的"金标准",发现栓塞后还可以局部溶栓。上述血管成像检查均需要使用对比剂(包括用于 X 线检查的碘对比剂及用于磁共振检查的钆对比剂),故应谨防对比剂肾损害,尤其是对已有肾损害的患者。

3.预防与治疗

原发性肾病综合征并发血栓、栓塞的防治至今没有严格的 RCT 临床研究报道,目前的防治方案主要来自小样本的临床观察。

(1)血栓、栓塞并发症的预防:比较公认的观点是,肾病综合征患者均应服用抗血小板药物,而当血浆清蛋白<20 g/L 时即开始抗凝治疗。对于 MN 患者抗凝指征应适当放宽一些。Lionaki S 等研究显示,MN 患者血浆清蛋白≤28 g/L 深静脉血栓形成的风险是>28 g/L 者的 2.5 倍,血浆清蛋白每降低10 g/L,深静脉血栓的风险增加 2 倍。因此,目前有学者建议 MN 患者血浆清蛋白<28 g/L 即应予预防性抗凝治疗。抗凝药物常采用肝素或低分子肝素皮下注射或口服华法林。口服华法林时应将凝血酶原时间的国际标准化比率(INR)控制在 1.5~2.0,华法林与多种药物能起相互反应,影响(增强或减弱)抗凝效果,用药时需要注意。

(2)血栓、栓塞并发症的治疗:血栓及栓塞并发症一旦发生即应尽快采用如下治疗。

溶栓治疗:引起急性肾衰竭的急性肾静脉主干大血栓,或导致收缩压下降至<12.0 kPa(90 mmHg)的急性肺栓塞,均应考虑进行溶栓治疗。既往常用尿激酶进行溶栓,最适剂量并未确定,可考虑用 6 万~20 万 U 稀释后缓慢静脉滴注,每天 1 次,10~14 天 1 个疗程;现在也可采用重组人组织型纤溶酶原激活剂治疗,它能选择性地与血栓表面的纤维蛋白结合,纤溶效力强,用量 50 mg 或100 mg,开始时在 1~2 分钟内静脉推注 1/10 剂量,剩余的 9/10 剂量稀释后缓慢静脉滴注,2 小时滴完。使用重组人组织型纤溶酶原激活剂要监测血清纤维

蛋白原浓度,避免过低引起出血。国内多中心研究结果显示,50 mg 和(或)100 mg 两种剂量的疗效相似,而前者出血风险明显降低。

抗凝治疗:一般而言,原发性肾病综合征患者出现血栓、栓塞并发症后要持续抗凝治疗半年,若肾病综合征不缓解且血清蛋白仍<20 g/L 时,还应延长抗凝时间,否则血栓、栓塞并发症容易复发。用口服华法林进行治疗时,由于华法林起效慢,故需在开始服用的头 3～5 天,与肝素或低分子肝素皮下注射重叠,直至 INR>2.0 后才停用肝素或低分子肝素。在整个服用华法林期间都一定要监测 INR,控制 INR 在2.0～2.5。若使用重组人组织型纤溶酶原激活进行溶栓治疗,则需等血清纤维蛋白原浓度回复正常后,才开始抗凝治疗。

(三)急性肾损伤

由原发性肾病综合征引起的 AKI 主要有如下 2 种:①有效血容量不足导致的肾前性 AKI,常只出现轻、中度氮质血症。②机制尚不清楚的特发性 AKI,常呈现急性肾衰竭(ARF)。至于肾小球疾病本身(如新月体性肾小球肾炎)引起的 AKI、治疗药物诱发的 AKI(如药物过敏所致急性间质性肾炎或肾毒性药物所致急性肾小管坏死),以及肾病综合征并发症(如急性肾静脉主干血栓)所致 AKI,均不在此讨论。

1.急性肾前性氮质血症

严重的低清蛋白血症导致血浆胶体渗透压下降,水分渗漏至皮下及体腔,致使有效循环容量不足,肾灌注减少,而诱发急性肾前性氮质血症。临床上出现血红蛋白增高、体位性心率及血压变化(体位迅速变动如从卧到坐或从坐到站时,患者心率加快、血压下降,重时出现直立性低血压,乃至虚脱)、化验血尿素氮(BUN)与 SCr 升高,但是 BUN 升高幅度更大(两者均以 mg/dL 作单位时,BUN 与 SCr 之比值>20∶1,这是由于肾脏灌注不足时,原尿少在肾小管中流速慢,其中尿素氮被较多地重吸收入血导致)。急性肾前性氮质血症者应该用胶体液扩容,然后利尿,扩容利尿后肾功能即能很快恢复正常。盲目增加袢利尿剂剂量,不但不能获得利尿效果,反而可能造成肾素-血管紧张素系统及交感神经系统兴奋,进一步损害肾功能。而且,这类患者不能用 ACEI 或 ARB 类药物,它们也会加重肾前性氮质血症。

2.特发性急性肾衰竭

特发性 ARF 最常见于复发性 MCD,也可有时见于其他病理类型,机制不清,某些病例可能与大量尿蛋白形成管型堵塞肾小管和(或)肾间质水肿压迫肾小管相关。患者的临床特点是:年龄较大(有文献报道平均 58 岁),尿蛋白量大

（常＞10 g/d），血浆清蛋白低（常＜20 g/L），常在肾病综合征复发时出现 AKI（经常为少尿性急性肾衰竭）。特发性 ARF 要用除外法进行诊断，即必须一一排除各种病因所致 ARF 后才能诊断。对特发性 ARF 的治疗措施包括：①积极治疗基础肾脏病。由于绝大多数患者的基础肾脏病是 MCD，故应选用甲泼尼龙冲击治疗（每次 0.5～1.0 g 稀释后静脉滴注，每天或隔天 1 次，3 次为 1 个疗程），以使 MCD 尽快缓解，患者尿液增多冲刷掉肾小管中管型，使肾功能恢复。②进行血液净化治疗。血液净化不但能清除尿毒素、纠正水电解质酸碱平衡紊乱，维持生命赢得治疗时间；而且还能通过超滤脱水，使患者达到干体重，减轻肾间质水肿，促肾功能恢复。③口服或输注碳酸氢钠。可碱化尿液，防止肾小管中蛋白凝固成管型，并可纠正肾衰竭时的代谢性酸中毒。大多数患者经上述有效治疗后肾功能可完全恢复正常，但往往需要较长恢复时间（4～8 周）。必须注意，此AKI 并非有效血容量不足引起，盲目输注胶体液不但不能使 AKI 改善，反而可能引起急性肺水肿。

(四)脂肪代谢紊乱

高脂血症是肾病综合征的表现之一。统计表明约有 80％的患者存在高胆固醇血症、高低密度脂蛋白血症及不同程度的高三酰甘油血症。高脂血症不仅可以进一步损伤肾脏，而且还可使心脑血管并发症增加，因此，合理有效地控制血脂，也是原发性肾病综合征治疗的重要组成部分。

肾病综合征合并高脂血症的机制尚未完全阐明，已有的研究资料提示：高胆固醇血症发生的主要原因是肾病综合征时肝脏脂蛋白合成增加（大量蛋白尿致使肝脏合成蛋白增加，合成入血的脂蛋白因相对分子质量大不能从肾滤过排除，导致血浓度增高），而高三酰甘油血症发生的主要原因是体内降解减少（肾病综合征时脂蛋白脂酶从尿中丢失，使其在活性下降，导致三酰甘油的降解减少）。

对于激素治疗反应良好的肾病综合征病理类型（如 MCD），不要急于应用降脂药，肾病综合征缓解后数月内血脂往往即能自行恢复正常，这样可使患者避免发生不必要的药物不良反应及增加医疗花费。若应用激素及免疫抑制剂治疗，肾病综合征不能在短期内缓解甚至无效时（如某些 MN 患者），则应予降脂药物治疗。以高胆固醇血症为主要表现者，应选用羟甲基戊二酰辅酶 A（HMG-CoA）还原酶抑制剂，即他汀类药物，每晚睡前服用，服药期间要注意肝及肌肉损害（严重者可出现横纹肌溶解）不良反应。以高三酰甘油血症为主要表现者，应选用纤维酸衍生物类药，即贝特类药物，用药期间注意监测肝功能。另外，所有高脂血症患者均应限制脂肪类食物摄入，高三酰甘油血症患者还应避免糖类摄入过多。

（五）甲状腺功能减退

相当一部分原发性肾病综合征患者血清甲状腺素水平低下，这是由于与甲状腺素结合的甲状腺结合球蛋白（相对分子质量 60 kDa）从尿液中大量丢失而导致。观察表明，约 50% 的患者血中的总 T_3 及总 T_4 下降，但是游离 T_3（FT_3）、游离 T_4（FT_4）及促甲状腺素（TSH）正常。患者处于轻度的低代谢状态，这可能有利于肾病综合征患者的良性调整，避免过度能量消耗，因此不需要干预。

不过个别患者可出现甲状腺功能减退症的表现，以致使本来激素敏感的病理类型使用激素治疗不能获得预期效果。这时需要仔细监测患者的甲状腺功能，若 FT_3、FT_4 下降，特别是 TSH 升高时，在认真排除其他病因导致的甲状腺功能减退症后，可给予小剂量甲状腺素治疗（左甲状腺素 25～50 μg/d），常能改善患者的一般状况及对激素的敏感性。虽然这种治疗方法尚缺乏 RCT 证据，但在临床实践中具有一定效果。这一经验治疗方法还有待于今后进一步的临床试验验证。

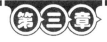

肾小管及肾间质疾病

第一节　肾小管酸中毒

一、肾小管酸中毒的概念、分类及发病机制研究进展

(一)肾小管酸中毒的概念与分类

肾小管酸中毒(renal tubular acidosis,RTA)是由于各种病因导致肾小管转运功能障碍所致的一组疾病,其共同特征为远端肾小管分泌氢离子(H^+)和(或)近端肾小管重吸收碳酸氢盐(HCO_3^-)障碍导致的阴离子间隙(anion gap,AG)正常的高血氯性代谢性酸中毒。

RTA有很多分类方法,例如根据病变部位分为近端RTA及远端RTA;根据血钾浓度分为高血钾型RTA及低血钾型RTA;根据病因分为原发性RTA和继发性RTA,原发性RTA多与遗传有关,为肾小管先天性功能缺陷,继发性RTA多与某些累及肾小管间质的疾病相关。

目前临床常用的分类是根据病变部位及发病机制进行的分类,RTA被分为如下4型:低血钾型远端RTA(Ⅰ型),近端RTA(Ⅱ型),混合型RTA(Ⅲ型),高血钾型远端RTA(Ⅳ型)。部分RTA患者虽已有肾小管酸化功能障碍,但是临床尚无酸中毒表现,它们被称为不完全性RTA。

(二)肾小管酸中毒的发病机制研究进展

1.肾小管在维持机体酸碱平衡中的作用

肾脏主要通过排酸保碱的方式来维持机体内环境pH的相对恒定。近端肾小管可将大部分滤过的HCO_3^-重吸收,而远端肾小管能将H^+分泌到肾小管管腔,由终尿排出。

研究已经明确,远端肾小管的泌 H^+ 功能是由 A 型闰细胞完成。在 A 型闰细胞内,CO_2 在碳酸酐酶 II 的作用下与 H_2O 结合,生成 H_2CO_3,而后解离成 H^+ 和 HCO_3^-。H^+ 在闰细胞刷状缘膜上的 H^+-ATP 酶作用下由细胞内泵入小管腔,在泌 H^+ 的同时,HCO_3^- 也由 Cl^--HCO_3^- 转运体 AE1 转运回血液。泌入管腔后的 H^+ 与管腔中的磷酸盐和 NH_3 结合,生成磷酸二氢根($H_2PO_4^-$)和 NH_4^+。此外,皮质集合管细胞的管周侧膜也可以主动摄取 NH_4^+,NH_4^+ 被主动重吸收后解离成为 H^+ 和 NH_3,H^+ 可以作为 H^+-ATP 酶的底物,而 NH_3 弥散进入管腔。在动物试验中也发现了一些在 A 型闰细胞泌酸过程中发挥作用的其他转运因子,如在小鼠 A 型闰细胞的基侧膜发现 K^+-Cl^- 共转运子 KCC4,和 Cl^- 通道 CLC-K2,而 Cl^- 的外流对维持 AE1 的功能是必需的。编码这些蛋白的基因突变可以导致小鼠 RTA,但其在人类的致病作用尚待进一步研究。

正常情况下,近端肾小管能重吸收 80% 肾小球滤过的 HCO_3^-,剩余的 20% 将通过髓袢、远端肾小管及集合管进一步重吸收。此过程依靠刷状缘膜的 Na^+-H^+ 交换体、基底膜的 Na^+-HCO_3^- 协同转运体和刷状缘膜上及细胞内的碳酸酐酶协同作用来完成。抑制近端小管钠的转运或肾小管液无钠,都能使近端肾小管对 HCO_3^- 的重吸收减少约 80%。

2.肾小管酸中毒的发病机制及其研究进展

(1)I 型肾小管酸中毒:又称为低钾性远端 RTA,主要由远端肾小管乃至集合管泌 H^+ 异常减低导致,为此体内 H^+ 含量增加,引起酸中毒。目前研究认为其可能的细胞学机制包括:①肾小管上皮细胞 H^+ 泵衰竭,主动泌 H^+ 入管腔减少(分泌障碍);②肾小管上皮细胞通透性异常,泌入腔内的 H^+ 又被动扩散至管周液(梯度缺陷);③基侧膜上的 Cl^--HCO_3^- 交换障碍;④氢泵工作状态不能达到最佳,泌 H^+ 速率降低(速度障碍)。

近年研究认为在遗传性 I 型 RTA 的发生中存在多种基因突变。其中 SLC4A1 基因定位于 17q21—22,编码 Cl^--HCO_3^- 交换体 AE 1。SLC4A1 基因突变引起的 I 型 RTA 主要表现为常染色体显性遗传,少数为常染色体隐性遗传。已报道的可引起常染色体显性遗传的 SLC4A1 基因突变包括 R589H、R589S、R589C、S613F、R901X 和 G609R。引起常染色体隐性遗传的 SLC4A1 基因突变包括 G701D、A858D 和 S773P。此外,ATP6V1B1 及 ATP6V0A4 的基因突变也能导致 I 型 RTA 发生。

(2)II 型肾小管酸中毒:又称为近端 RTA,由近端肾小管酸化功能障碍引起,表现为 HCO_3^- 重吸收障碍。主要机制有:①肾小管上皮细胞管腔侧 Na^+-H^+

交换障碍,从而影响近端肾小管对 HCO_3^- 的重吸收;②肾小管上皮细胞基底侧 Na^+-HCO_3^- 协同转运(从胞内转运入血)障碍;③碳酸酐酶活性异常;④近端小管复合性转运功能缺陷。

研究证实,$SLC4A4$ 基因的纯合点突变(298S、RS01H、Q29X)能引起遗传性 Ⅱ 型 RTA。对 $SLC9A3$ 基因敲除小鼠的研究提示缺失 NHE3 活性,这些小鼠同时存在肾脏和肠道对 HCO_3^- 重吸收障碍,同时伴随轻度的代谢性酸中毒。但 $SLC9A3$ 基因突变相关的家系研究目前还未见报道。人类 $KCNK5$ 基因定位于 6p21,编码 TWIK 相关酸敏感的 2 型 K^+ 通道(TWIK-related acid sensitive K^+ channel 2,TASK2),研究证实 $TASK2$ 基因失活小鼠会出现 Ⅱ 型 RTA。

(3)Ⅲ型肾小管酸中毒:很少见,是 Ⅰ 型与 Ⅱ 型 RTA 的混合型。

(4)Ⅳ型肾小管酸中毒:又称为高钾性远端 RTA,本病发病机制尚未完全清楚。醛固酮分泌减少或远端肾小管对醛固酮反应减弱,可能起重要致病作用,因此肾小管 Na^+ 重吸收及 H^+、K^+ 排泌受损,导致酸中毒及高钾血症。

二、肾小管酸中毒的临床表现和诊断

一般来说,RTA 的主要临床表现是:①AG 正常的高血氯性代谢性酸中毒;②电解质紊乱(低或高钾血症,有或无钙磷代谢紊乱);③骨病。

(一)Ⅰ型(低钾性远端)肾小管酸中毒

1.分类及病因

能引起 Ⅰ 型 RTA 的病因很多,可分为先天遗传与后天获得两大类。前者与遗传相关,如遗传性椭圆细胞增多症、镰刀细胞贫血、髓质囊性病、肝豆状核变性等;后者常继发于各种肾小管-间质疾病,可见于慢性间质性肾炎(梗阻性肾病、止痛药肾病、慢性马兜铃酸肾病、肾移植排斥反应等)、自身免疫性疾病(干燥综合征、系统性红斑狼疮、自身免疫性甲状腺炎、原发性高丙种球蛋白血症等)、药物(镇痛剂、两性霉素 B、含马兜铃酸中药等)或毒物(甲苯、棉酚等)肾损害,以及与肾钙化有关的疾病(原发性甲状旁腺功能亢进、维生素 D 中毒、特发性尿钙增多症、髓质海绵肾等)。

2.临床表现及辅助检查

Ⅰ 型 RTA 的主要表现为 AC 正常的高血氯性代谢性酸中毒、低钾血症及钙磷代谢紊乱和骨病。

(1)AC 正常的高血氯性代谢性酸中毒:化验尿液可滴定酸和(或)NH_4^+ 减少,即尿净排酸减少,尿呈碱性,pH>5.5;血 pH 下降,血清 Cl^- 增高。但是 AG

正常,此与其他代谢性酸中毒不同,可资鉴别。酸中毒早期代偿阶段临床上可无症状,而后出现厌食、恶心、呕吐、心悸、气短等表现,严重时出现深大呼吸及神智改变。婴幼儿生长发育迟缓。

(2)低钾血症:管腔内 H^+ 减少,因而 K^+ 替代 H^+ 与 Na^+ 交换,使 K^+ 从尿中大量丢失(>20 mmol/L),造成低钾血症。临床呈现如下。①骨骼肌异常:疲乏、软弱、无力,重者肢体软瘫、呼吸肌麻痹;②平滑肌异常:恶心、呕吐、腹胀、便秘、重者吞咽困难、肠麻痹;③心肌异常;心律失常及传导阻滞;④低钾血症肾病:尿浓缩功能差,呈现多尿乃至肾性尿崩症。

(3)钙磷代谢紊乱及骨病:酸中毒能抑制肾小管对钙的重吸收,并使 $1,25(OH)_2D_3$ 生成减少,因此患者可出现高尿钙、低血钙,进而继发甲状旁腺功能亢进,导致高尿磷、低血磷。临床常出现骨病(成人骨软化症或儿童佝偻病,患者有骨痛、骨质疏松及骨畸形)肾结石及肾钙化。

3.诊断

临床上出现 AC 正常的高血氯性代谢性酸中毒、低钾血症,化验尿中可滴定酸和(或)NH_4^+ 减少,尿 pH>5.5,Ⅰ型 RTA 诊断即成立。如果出现低血钙、低血磷、骨病、肾结石或肾钙化,则更支持诊断。

对于不完全性Ⅰ型 RTA 患者,应进行进一步检查,如氯化铵负荷试验(有肝病者需用氯化钙代替)、尿及血 PCO_2 测定、硫酸钠负荷试验、呋塞米试验等,其中最常做氯化铵负荷试验,给予氯化铵后患者尿 pH>5.5 则有诊断价值。

(二)Ⅱ型(近端)肾小管酸中毒

1.分类及病因

导致Ⅱ型 RTA 的病因同样能分为先天遗传与后天获得两大类。前者多发生于儿童,常见于高胱氨酸尿症、半乳糖血症、糖原储积病、遗传性果糖耐受不良症、肝豆状核变性、碳酸酐酶缺乏、脑-眼-肾综合征等遗传性疾病。后者常见于成人,继发于各种肾小管-间质损害,包括药物肾损害(如乙酰唑胺、过期的四环素、含马兜铃酸中草药等)、毒物肾损害(如铅、镉、汞、铜等重金属中毒),自身免疫性疾病肾损害(如干燥综合征、系统性红斑狼疮、自体免疫性肝炎等),及多发性骨髓瘤、维生素 D 缺乏症等肾损害。

2.临床表现及辅助检查

Ⅱ型 RTA 的主要表现为 AC 正常的高氯性代谢性酸中毒及低钾血症。

(1)AC 正常的高氯性代谢性酸中毒:化验尿液 HCO_3^- 增多,而可滴定酸及

NH_4^+ 正常,由于远端肾小管酸化功能正常,故尿 pH 仍可<5.5。患者血 pH 下降,血清 Cl^- 增高,而 AC 正常。

(2)低钾血症:由于尿钾大量丢失,故低钾血症常较Ⅰ型 RTA 严重。

(3)钙磷代谢紊乱及骨病:低钙血症及骨病,尿路结石及肾钙化发生率远比Ⅰ型 RTA 低。

Ⅱ型 RTA 可以单独存在,但是更常为近端肾小管复合性转运功能缺陷——范可尼综合征的一个组成,此时将同时出现肾性糖尿、氨基酸尿及磷酸盐尿。

3.诊断

出现 AC 正常的高血氯性代谢性酸中毒、低钾血症,化验尿液 HCO_3^- 增多,可滴定酸和 NH_4^+ 正常,尿 pH<5.5,Ⅱ型 RTA 诊断即成立。如果同时出现范可尼综合征(肾性糖尿、氨基酸尿及磷酸盐尿),则更支持诊断。

对不完全性Ⅱ型 RTA 应做碳酸氢盐重吸收试验,给予碳酸氢钠后患者尿 HCO_3^- 排泄分数>15%即可诊断。

(三)Ⅲ型(混合型)肾小管酸中毒

Ⅲ型 RTA 较少见。它兼有Ⅰ型及Ⅱ型 RTA 的表现,被认为是Ⅰ型及Ⅱ型的混合型,但是也有学者认为它不是一个独立的类型,而是Ⅰ型或Ⅱ型中的一个亚型。Ⅲ型 RTA 的远端肾小管酸化功能障碍比Ⅰ型还重,而且尿排出 HCO_3^- 也多,故其酸中毒程度常比单纯Ⅰ型或Ⅱ型都重,并发症也较多。

(四)Ⅳ型(高钾性远端)肾小管酸中毒

1.分类与病因

Ⅳ型 RTA 的常见病因包括醛固酮分泌减少和肾小管对醛固酮反应减弱两大类。醛固酮分泌减少可见于以下情况。①醛固酮及糖皮质激素皆缺乏:如原发性慢性肾上腺皮质功能减退症(即 Addison 病),双侧肾上腺切除,21-羟化酶缺乏,3β-羟类固醇脱氢酶缺乏等;②单纯醛固酮缺乏:如糖尿病肾病或肾小管间质性疾病所致低肾素低醛固酮血症,使用非甾体抗炎药、血管紧张素转化酶抑制剂(ACEI)、血管紧张素 AT1 受体阻滞剂(ARB)、或 β 受体阻滞剂等。肾小管对醛固酮反应减弱可见于假性低醛固酮血症及某些肾小管-间质疾病(如梗阻性肾病、肾移植排异、镰刀细胞贫血肾病、环孢素 A 肾损害等)。

2.临床表现及辅助检查

本型 RTA 多见于某些轻、中度肾功能不全的肾脏病(以糖尿病肾病、梗阻性肾病及慢性间质性肾炎最常见)患者,主要临床表现如下。

（1）AG 正常的高氯性代谢性酸中毒：远端肾小管泌 H^+ 障碍，故尿 NH_4^+ 减少，尿 pH>5.5；血 pH 下降，血清 Cl^- 增高，AC 正常。

（2）高钾血症：由于醛固酮分泌减少或肾小管对醛固酮反应减弱，故使远端肾小管泌 K^+ 减少，血 K^+ 升高。高钾血症严重时可致心律失常或心肌麻痹，必须警惕。

Ⅳ型 RTA 患者的代谢性酸中毒及高血钾严重程度与肾功能不全严重度不成比例，提示它们并非主要由肾功能不全引起。

（3）血清醛固酮水平减低或正常：醛固酮分泌减少引起的Ⅳ型 RTA 患者血清醛固酮水平将减低，而肾小管对醛固酮反应减弱者血清醛固酮水平可正常。

3.诊断

轻、中度肾功能不全患者出现 AC 正常的高氯性代谢性酸中毒及高钾血症，化验尿 NH_4^+ 减少，尿 pH>5.5，诊断即可成立。患者血清醛固酮水平降低或正常。

三、肾小管酸中毒的常用诊断试验

（一）不完全性Ⅰ型肾小管酸中毒的诊断试验

疑诊不完全性Ⅰ型 RTA 时，应选择进行下述试验帮助确诊。

1.氯化铵负荷试验

氯化铵负荷试验又称为酸负荷试验，是检查不完全性Ⅰ型 RTA 的最常用方法。试验前两天应停服碱性药，检查方法包括以下几种。①三日法：氯化铵 0.1 g/(kg·d)，分 3 次口服，连续 3 天，第 3 天服完药后每隔 1 小时收集尿液 1 次，共 5 次，用 pH 测定仪检测尿 pH，若尿 pH>5.5 则有诊断价值。②一日法：氯化铵 0.1 g/(kg·d)在 3～5 小时内服完，之后每小时收集尿液 1 次，共 5 次，用 pH 测定仪检测尿 pH，若>5.5 则阳性。

对有肝病或患者不能耐受氯化铵如出现恶心、呕吐时，可改服氯化钙[1 mmol/(kg·d)]，试验方法与氯化铵相同。

2.尿及血二氧化碳分压测定

（1）碳酸氢钠负荷试验：试验前 3 天应停服碱性药物。试验时静脉滴注 7.5%碳酸氢钠，2～3 mL/min，并每 15～30 分钟直立排尿 1 次，测尿 pH 及尿二氧化碳分压（PCO_2），当连续 3 次尿 pH>7.8 时，在两次排尿中间抽血测血 PCO_2。正常人尿 PCO_2 会比血 PCO_2 高 2.7～4.0 kPa(20～30 mmHg)，而Ⅰ型 RTA 泌 H^+ 障碍患者此差值<2.7 kPa(20 mmHg)。

碳酸氢钠碱化尿液时,远端肾小管排泌的 H^+ 与管腔中的 HCO_3^- 反应生成 H_2CO_3。由于远端肾小管缺乏碳酸酐酶,不能使 H_2CO_3 脱水形成 CO_2,逸入胞内,H_2CO_3 需随尿流至较远部位特别是到达肾盂后,才能分解成 CO_2 及 H_2O,此处 CO_2 不能被细胞吸收,所以尿 PCO_2 会明显升高。Ⅰ型 RTA 患者远端肾小管泌 H^+ 障碍时,管腔内 H^+ 减少,生成的 H_2CO_3 也少,故尿 PCO_2 不升高。

(2)中性磷酸盐负荷试验:试验时先静脉滴注 0.9 mol/L 的 $NaHCO_3$,保持尿 pH 在 6.8 左右。然后以 1～1.5 mL/min 的速度静脉滴入 0.2 mol/L 中性磷酸盐溶液,持续 1～2 小时。在开始静脉滴注后第 2、3、4 小时分别留取血及尿标本检测 PCO_2。当尿磷酸盐浓度超过 20 mmol/L 时,正常人尿 PCO_2 会比血 PCO_2 高 3.3 kPa(25 mmHg)或更多,而Ⅰ型 RTA 泌 H^+ 障碍者此差值<3.3 kPa(25 mmHg)。

在中性磷酸盐负荷后,大量 HPO_4^- 到达远端肾小管,与 H^+ 结合生成 $H_2PO_4^-$,后者再与 HCO_3^- 反应生成 CO_2,使尿 PCO_2 升高。Ⅰ型 RTA 患者远端肾小管泌 H^+ 障碍时,$H_2PO_4^-$ 生成少,故尿 PCO_2 不会升高。所以此试验意义与碳酸氢钠负荷试验相似,对确诊泌 H^+ 障碍的不完全性Ⅰ型 RTA 很有意义。

3.硫酸钠试验

试验前 3 天停服碱性药物。传统方法是先予低盐饮食(钠入量 20 mmol/d)数天,以刺激远端小管对钠重吸收。现在的方法是先予 9α-氟氢可的松 1 mg,提高钠的重吸收能力。12 小时后静脉滴注 4% 硫酸钠 500 mL(45～60 分钟内滴完),静脉滴注后每小时分别留尿 1 次,共 4 次,用 pH 测定仪测尿 pH。试验结果:正常人尿 pH<5.5,泌 H^+ 障碍的Ⅰ型 RTA 患者尿 pH>5.5 甚至 6.0。

注射硫酸钠后,远端肾小管腔中 SO_4^{2-} 浓度增加,提高了原尿的负电位,刺激 H^+ 排泌,使尿 pH 下降。Ⅰ型 RTA 患者远端肾小管泌 H^+ 障碍时,尿 pH 不下降。

4.呋塞米试验

肌内注射呋塞米 20～40 mg,留取用药前及后 4 小时内的尿液,用 pH 测定仪测尿 pH。正常人尿 pH 应降至 5.5 以下,Ⅰ型 RTA 患者尿 pH>5.5。

袢利尿剂可使到达远端肾小管的 Cl^- 增加,增加管腔负电位,从而刺激 H^+ 排泌,使尿 pH 下降。与磷酸钠试验相似,Ⅰ型 RTA 远端肾小管泌 H^+ 障碍时,尿 pH 不下降。

(二)不完全性Ⅱ型肾小管酸中毒的诊断试验

可做碳酸氢盐重吸收试验,方法如下。①口服法:给酸中毒患者口服

$NaHCO_3$，从 1 mmol/(kg·d)开始，逐渐增加剂量，直至 10 mmol/(kg·d)，当酸中毒被纠正后，同时测血和尿的 HCO_3^- 及肌酐，按公式计算尿 HCO_3^- 排泄分数。②静脉滴入法：给酸中毒患者静脉点滴 500～700 mmol/L 浓度的 $NaHCO_3$，速度 4 mL/min，每隔 30～60 分钟收集尿标本 1 次，间隔中间收集血标本，而后检测血和尿的 HCO_3^- 及肌酐，计算尿 HCO_3^- 排泄分数。正常者此排泄分数为零；Ⅱ型 RTA＞15%。

四、肾小管酸中毒的治疗措施

RTA 的致病病因明确并能治疗的话，应该积极治疗，例如应用免疫抑制剂治疗自身免疫性疾病，停用致病药物，驱除体内重金属毒物等。针对各型 RTA 本身应予如下治疗。

(一)Ⅰ型肾小管酸中毒

1.纠正酸中毒

应补充碱剂，常用枸橼酸合剂（含枸橼酸、枸橼酸钠及枸橼酸钾），此合剂除能补碱外，尚能减少肾结石及钙化形成（肠道酸度降低会增加钙吸收，但形成的枸橼酸钙溶解度高易从尿排出）。为有效纠正酸中毒，有时还需配合服用碳酸氢钠。碱性药要分次服用，尽可能保持昼夜负荷均衡。

2.补充钾盐

Ⅰ型 RTA 患者存在低钾血症时，需要补钾。给碱性药物纠正酸中毒时，更需要补钾，因为酸中毒矫正后尿钾排泄增加且血钾转入胞内可能加重低钾血症。服用枸橼酸钾补钾，而不用氯化钾，以免加重酸中毒。

3.防治肾结石、肾钙化及骨病

服枸橼酸合剂后，尿钙将主要以枸橼酸钙形式排出，其溶解度高，可预防肾结石及钙化。对已发生严重骨病而无肾钙化的患者，可小心应用钙剂及骨化三醇治疗，但应警防药物过量引起高钙血症。

(二)Ⅱ型肾小管酸中毒

纠正酸中毒及补充钾盐与治疗Ⅰ型 RTA 相似，但是Ⅱ型 RTA 丢失 HCO_3^- 多，单用枸橼酸合剂很难纠正酸中毒，常需配合服用较大剂量碳酸氢钠（6～12 g/d）才能有效。重症病例尚可配合服用小剂量氢氯噻嗪，以增强近端肾小管 HCO_3^- 重吸收，不过需要警惕氢氯噻嗪加重低钾血症可能。

(三)Ⅳ型肾小管酸中毒

此型 RTA 治疗除纠正酸中毒与以上各型相同外，其他治疗存在极大差异。

1.纠正酸中毒

应服用碳酸氢钠,纠正酸中毒也将有助于降低高血钾。

2.降低高血钾

应进低钾饮食,口服离子交换树脂聚磺苯乙烯促粪钾排泄,并口服祥利尿剂呋塞米促尿钾排泄。一旦出现严重高血钾(＞6.5 mmol/L)应及时进行透析治疗。

3.肾上腺盐皮质激素治疗

可口服 9α-氟氢可的松,低醛固酮血症患者每天服 0.1 mg,而肾小管对醛固酮反应减弱者应每天服0.3～0.5 mg。服用氟氢可的松时,常配合服用呋塞米以减少其水、钠潴留不良反应。

第二节　急性间质性肾炎

对于肾小管间质性肾炎(tubulointerstitial nephritis,TIN)的认识,最早可追溯到 1792 年。当时有1 位患者死于肾衰竭、高血压,尸体解剖时发现肾间质有明显炎症改变,推测与饮用船上含铅较高的淡水有关。TIN 是由多种病因引起、发病机制各异、以肾小管间质病变为主的一组疾病,按其肾脏病理变化的特点分为:以肾间质水肿、炎性细胞浸润为主的急性肾小管间质性肾炎(acute tubulointerstitial nephritis,ATIN)和以肾间质纤维化、肾小管萎缩为主的慢性肾小管间质性肾炎(chronic tubulointerstitial nephritis,CTIN)。文献报道 10％～15％的急性肾衰竭和 25％的慢性肾衰竭是分别由急、慢性 TIN 引起,因此 TIN 已日益受到重视。

文献报道,在蛋白尿和(或)血尿肾活检的病例中 ATIN 约占 1％,而在急性肾损伤患者进行肾活检的病例中 ATIN 所占比例为 5％～15％。ATIN 如能早期诊断、及时治疗,肾功能多可完全恢复或显著改善。因此,重视 ATIN 的早期诊断和治疗对提高肾脏疾病的整体防治水平具有重要意义。

一、ATIN 的病因及发病机制研究现状

(一)病因

原发性 ATIN 的病因主要为药物及感染。历史上感染相关性 ATIN 十分常见,近代由于疫苗及大量抗微生物药物问世,许多感染都已能有效预防和(或)迅速控制,所以感染相关性 ATIN 患病率已显著下降;相反,近代由于大量新药上市,药物过敏日益增多,它已成为 ATIN 的首要病因。除此而外,尚有少数病因不明者,被称为"特发性 ATIN",不过其后某些特发性 ATIN 如肾小管间质性肾炎-色素膜炎综合征(tubulointerstitial nephritis and uveitis syndrome,TINU)病因已基本明确,是自身抗原导致的免疫反应致病。

(二)发病机制的研究现状

1.药物过敏性 ATIN

药物已成为 ATIN 最常见的病因,免疫反应是其发病的主要机制。大多数研究显示本病主要由细胞免疫引起,但是也有研究在少数病例的肾活检标本中见到抗肾小管基底膜(TBM)抗体沉积,提示体液免疫也可能参与致病。所以不同患者及不同药物的发病机制可能有所不同。

(1)细胞免疫反应:有如下证据提示细胞免疫参与药物所致 ATIN 的发病。①肾间质呈现弥漫性淋巴细胞、单核-巨噬细胞和嗜酸性粒细胞浸润;②免疫组化检查显示肾间质浸润细胞是以 T 淋巴细胞为主;③肾间质中出现非干酪性肉芽肿,提示局部存在迟发型超敏反应。

目前认为参与药物过敏性 ATIN 发病的细胞免疫反应主要是 T 细胞直接细胞毒反应及抗原特异性迟发型超敏反应。多数药物过敏性 ATIN 的肾间质浸润细胞是以 $CD4^+$ 细胞为主,$CD4^+/CD8^+>1$,而西咪替丁和 NSAID 诱发的 ATIN 却以 $CD8^+$ 为主,$CD4^+/CD8^+<1$。药物(半抗原)与肾小管上皮细胞蛋白(载体)结合形成致病抗原,经肾小管上皮细胞抗原递呈作用,使肾间质浸润 T 细胞(包括 $CD4^+$ 和 $CD8^+$)致敏,当再次遇到此相应抗原时,$CD4^+$ 细胞就可通过 II 类主要组织相容性复合物、$CD8^+$ 细胞通过 I 类主要组织相容性复合物限制性地识别小管上皮细胞,诱发 T 细胞直接细胞毒反应和迟发型超敏反应($CD8^+$ 细胞主要介导前者,而 $CD4^+$ 细胞主要介导后者),损伤肾小管,导致肾间质炎症(包括非干酪性肉芽肿形成)。

这些活化的 T 细胞还可以合成及释放大量细胞因子,包括 γ 干扰素、白细胞介素-2(IL-2)、白细胞介素-4(IL-4)、肿瘤坏死因子 α(TNFα)参与致病。同时细胞毒 T 细胞所产生的粒酶、穿孔素等物质,也具有细胞毒作用而损伤肾小管。此外,肾间质中激活的单核-巨噬细胞也能释放蛋白溶解酶、活性氧等物质加重肾小管间质损伤,并能分泌转化生长因子-β(TGF-β)活化肾间质成纤维细胞,促进细胞外基质合成,导致肾间质病变慢性化。

非类固醇抗炎药(NSAID)在引起 ATIN 同时还可能引起 MCD,其发病也与 T 细胞功能紊乱有关。NSAID 抑制环氧化酶,使前列腺素合成受抑制,花生四烯酸转为白三烯增加,后者激活 T 细胞。激活的辅助性 T 细胞通过释放细胞因子而使肾小球基膜通透性增加,引起肾病综合征。

(2)体液免疫反应:药物及其代谢产物可作为半抗原与宿主体内蛋白(即载体,如肾小管上皮细胞蛋白)结合形成致病抗原,然后通过如下体液免疫反应致病。①Ⅰ型超敏反应:部分患者血清 IgE 升高,外周血嗜酸性粒细胞计数增多、出现嗜酸性粒细胞尿,病理显示肾间质嗜酸性粒细胞浸润,提示Ⅰ型超敏反应致病。②Ⅱ型超敏反应:部分患者血中出现抗 TBM 抗体,免疫病理显示 TBM 上有 IgG 及 C3 呈线样沉积,提示Ⅱ型超敏反应致病。这主要见于甲氧西林(methicillin,又称二甲氧苯青霉素及新青霉素Ⅰ)所致 ATIN,也可见于苯妥英钠、别嘌呤醇、利福平等致病者。目前认为这种抗 TBM 疾病的靶抗原是 3M-1 糖蛋白,由近曲小管分泌粘附于肾小管基底膜的外表面,相对分子质量为 48kDa。正常人对此蛋白具有免疫耐受,但是药物半抗原与其结合形成一种新抗原时,免疫耐受即消失,即能诱发抗 TBM 抗体产生,导致 ATIN。此外,从前报道Ⅲ型超敏反应(循环免疫复合物致病)也可能参与药物过敏性 ATIN 发病,其实基本见不到这种病例。

2.感染相关性 ATIN

广义上的感染相关性 ATIN 也包括病原微生物直接侵袭肾间质导致的 ATIN 如急性肾盂肾炎。此处所讲感染相关性 ATIN 仅指感染诱发免疫反应导致的 ATIN。

一般认为,感染相关性 ATIN 也主要是由细胞免疫反应致病,理由如下:①肾组织免疫荧光检查阴性,不支持体液免疫致病;②肾间质中有大量淋巴细胞和单核细胞浸润;③免疫组化检查显示肾间质中浸润的淋巴细胞主要是 T 细胞。

3.TINU 综合征

TINU 综合征是一个 ATIN 合并眼色素膜炎的综合征,临床较少见。1975 年首先由 Dinrin 等报道,迄今报道 300 余例。此综合征的病因及发病机制至今尚不完全明确,但与机体免疫功能紊乱及遗传因素影响相关,简述如下。

(1)细胞免疫:目前较公认的发生机制是细胞免疫致病。其主要依据为:①患者的皮肤试验反应能力降低;②外周血中 T 细胞亚群(CD3+、CD4+、CD8+)异常,CD4+/CD8+ 比值降低,CD56+ 的 NK 细胞增高;③肾脏病理检查可见肾间质中有大量 CD3$^+$、CD4$^+$、CD8$^+$淋巴细胞浸润,多数报道以 CD4$^+$ 细胞为主,并长期存在。④在部分患者肾间质中可见非干酪性肉芽肿,提示局部存在迟发型超敏反应。

(2)体液免疫:目前有证据表明,TINU 综合征也可存在体液免疫的异常。其依据为:①患者存在多克隆高丙种球蛋白血症,尤以血 IgG 水平升高明显;②在部分 TINU 综合征患儿肾组织中检测出抗肾小管上皮细胞抗体成分。Wakaki 等对 1 例 13 岁女孩肾组织匀浆中的 IgG 纯化后测得 125 kDa 抗体成分,证实为抗肾小管上皮细胞抗体,并通过免疫组化法明确该抗体存在于皮质区肾小管上皮细胞的胞质中。③少数病例血清检测出抗核抗体、类风湿因子、抗肾小管及眼色素膜抗体等自身抗体及循环免疫复合物,提示体液免疫异常在部分 TINU 综合征中起作用,并可能是一种自身免疫性疾病。

(3)遗传因素:有关单卵双生兄弟、同胞姐妹共患 TINU 综合征,以及 TINU 综合征患者母亲患有肉芽肿病的报道,均强烈显示出本症具有遗传倾向。已有报道证实 TINU 综合征与人类白细胞抗原(HLA)系统有着密切关联,主要集中在 *HLA-DQA*1 和 *DQB*1 以及 *DR*6、*DR*14 等等位基因。

二、ATIN 的临床及病理表现、诊断与鉴别诊断

(一)临床表现及辅助检查

1.临床表现

(1)药物过敏性 ATIN:典型表现如下。①用药史:患者发病前均有明确的用药史。20 世纪 80 年代前,青霉素、半合成青霉素、磺胺类等抗菌药物是诱发 ATIN 的主要药物;而 20 世纪 80 年代后,国内外文献报道诱发 ATIN 最多的药物是 NSAID 和头孢菌素类抗生素。②药物过敏表现:常为药物热及药疹(常为小米至豆大斑丘疹或红斑,弥漫对称分布,伴瘙痒)。③肾损害:患者常在用药后一至数天出现尿化验异常和肾小球及肾小管功能损害,少尿性(病情较重者)或非少尿性(病情较轻者)急性肾衰竭十分常见。

但是,NSAID 引起的过敏性 ATIN 常有如下独特表现:①虽然有患者在用药后 1 至数天出现肾损害,但是有的却可在用药后数周至数月才发病;②临床常无药物过敏的全身表现,如药物热及药疹;③在导致 ATIN 的同时,又能引起MCD,临床出现肾病综合征。若不认识它的这些特点,即易导致误漏诊。

(2)感染相关性 ATIN:常首先出现与感染相关的全身表现,而后才呈现尿化验异常、急性肾衰竭及肾小管功能异常。既往此 ATIN 常由细菌感染引起,而现代病毒等微生物引起者更常见。

（3）TINU综合征：常发生于青少年，女性居多。病前常有乏力、食欲减退、体重下降及发热等非特异症状，而后出现肾损害（尿化验异常、急性肾衰竭及肾小管功能异常）及眼色素膜炎（虹膜睫状体炎或全色素膜炎，常两侧同时发生）。少数患者眼色素膜炎出现在肾损害前，多数同时出现，或眼色素膜炎出现在肾损害后（一个月到数月）。患者常伴随出现红细胞沉降率增快、血清C反应蛋白及γ球蛋白增高。

2.实验室检查

（1）尿常规化验：常表现为轻度蛋白尿（<1 g/d，以小分子性蛋白尿为主），镜下血尿（甚至肉眼血尿），无菌性白细胞尿（早期尚能见嗜酸性粒细胞尿），以及管型尿（包括白细胞管型）。

（2）血常规化验：一般无贫血，偶尔出现轻度贫血。30%～60%的药物过敏性ATIN患者外周血嗜酸性粒细胞计数增多。

（3）肾小管损伤指标及肾小管功能检查：患者尿N-乙酰-β-D-氨基葡萄糖苷酶（NAG）、γ-谷氨酰转肽酶（γ-GT）及亮氨酸氨基肽酶（LAP）增多，提示肾小管上皮细胞损伤。尿β_2微球蛋白、α_1微球蛋白、视黄醇结合蛋白及溶菌酶常增多，提示近端肾小管重吸收功能障碍；尿比重和尿渗透压减低，提示远端肾小管浓缩功能减退。患者有时还能出现肾性尿糖，甚至范可尼综合征，以及肾小管酸中毒。

近年，一些能反映早期急性肾损害的尿生物标记物检验已开始应用于临床，这对早期发现及诊断ATIN很有帮助，例如尿中性粒细胞明胶酶相关脂质运载蛋白（neutrophil gelatinase-associated lipocalin，NGAL）检验，尿肾脏损伤分子-1（kidney injury molecule-1，KIM-1）检验，及尿白细胞介素-18（interliukin 18，IL-18）检验等。

（4）肾小球功能检查：患者出现急性肾衰竭时，血肌酐及尿素氮将迅速升高，血清胱抑素C水平也升高。

（5）其他检验：对疑及药物诱发抗TBM抗体的患者，应进行血清抗TBM抗体检测。

3.影像学检查

超声等影像学检查显示ATIN患者的肾脏体积正常或增大，若能除外淀粉样变肾病及糖尿病肾病，肾脏体积增大对提示急性肾衰竭很有意义。

4.⁶⁷镓核素扫描

20 世纪 70 年代末即有报道 ATIN 患者肾脏摄取核素⁶⁷镓(⁶⁷Ga)明显增多,因此认为⁶⁷Ga 核素扫描有助 ATIN 诊断。但是,在此后的研究中发现⁶⁷Ga 核素扫描诊断 ATIN 的敏感性仅 58%～68%,特异性也不高。因此,⁶⁷Ga 同位素扫描并不是理想的 ATIN 检测指标,临床上很少应用。不过,文献报道急性肾小管坏死患者极少出现⁶⁷Ga 核素扫描阳性,因此认为此检查对鉴别 ATIN 与急性肾小管坏死仍有一定意义。

(二)病理表现

1.光学显微镜检查

ATIN 的病理特点主要是肾间质炎细胞浸润及水肿。无论药物过敏性 ATIN、感染相关性 ATIN 或 TINU 综合征,肾间质中弥漫浸润的炎细胞均以淋巴细胞(主要是 T 细胞)及单核细胞为主,常伴不同程度的嗜酸性粒细胞(药物过敏性 ATIN 最明显),并偶见中性粒细胞。可见肾小管炎(炎细胞趋化至肾小管周围,并侵入肾小管壁及管腔)。此外,在部分药物过敏性 ATIN 及 TINU 综合征患者的肾间质中,还可见上皮样细胞肉芽肿。肾小管上皮细胞常呈不同程度的退行性变,可见刷状缘脱落,细胞扁平,甚至出现灶状上皮细胞坏死及再生。肾小球及肾血管正常。

2.电子显微镜检查

无特殊诊断意义。NSAID 引起 ATIN 同时可伴随出现 MCD,此时可见肾小球足细胞足突广泛融合。

3.免疫荧光检查

多呈阴性。但是药物(如甲氧西林)诱发抗 TBM 抗体致病者,能在 TBM 上见到 IgG 及 C3 呈线样沉积。

(三)诊断与鉴别诊断

1.诊断

原发性 ATIN 确诊需要依靠肾组织病理检查,但是在此基础上还必须结合临床表现才能进行准确分类。

(1)药物过敏性 ATIN:若有明确用药史,典型药物过敏表现(药疹、药物热、血嗜酸性粒细胞计数增多等),尿检验异常(轻度蛋白尿、血尿、无菌性白细胞尿及管型尿),急性肾衰竭及肾小管功能损害(肾性糖尿及低渗透压尿等),一般认为临床即可诊断药物过敏性 ATIN(当然,能进行肾组织病理检查确认更好)。

如果上述表现不典型(尤其是无全身药物过敏表现,常见于 NSAID 致病者),则必须进行肾穿刺病理检查才能确诊。

(2)感染相关性 ATIN:若有明确感染史,而后出现 ATIN 肾损害表现(轻度尿检验异常、急性肾衰竭及肾小管功能损害)即应疑及此病,及时进行肾活检病理检查确诊。

(3)TINU 综合征:在出现 ATIN 肾损害表现前后,又出现眼色素膜炎(虹膜睫状体炎或全色素膜炎),即应高度疑及此病,及时做肾活检病理检查确诊。

2.鉴别诊断

应该与各种能导致急性肾衰竭的疾病鉴别,与肾小球及肾血管疾病鉴别不难,此处不拟讨论。只准备在此讨论如下两个疾病。

(1)药物中毒性急性肾小管坏死:应与药物过敏性 ATIN 鉴别,尤其是无全身药物过敏表现的 ATIN。两者均有用药史,尿常规检验均改变轻微(轻度蛋白尿,少许红、白细胞及管型),都常出现少尿性或非少尿性急性肾衰竭。但是,药物中毒性急性肾小管坏死具有明确的肾毒性药物用药史,发病与用药剂量相关,而无药物过敏表现;尿检验无或仅有少许白细胞,无嗜酸性粒细胞;除某些肾毒性中药(如含马兜铃酸中草药)致病者外,很少出现肾性糖尿等近端肾小管功能损害。上述临床实验室表现可资初步鉴别。此外,正如前述,有学者认为 ^{67}Ga 同位素扫描对两者鉴别也有意义,而肾活检病理检查可以明确将两者区分。

(2)IgG4 相关性 TIN:这是近年才认识的一个自身免疫性疾病。此病能累及多个器官系统,被称为 IgG4 相关性疾病,但是也有约 5% 患者仅表现为 IgG4 相关 TIN,而无全身系统表现。此病仅表现为 TIN 且出现急性肾衰竭时,则需要与原发性 ATIN 鉴别。IgG4 相关 TIN 具有特殊的临床病理表现,例如血清 IgG4 水平增高,补体 C3 水平下降,肾活检病理检查在肾间质中可见大量 IgG4 阳性浆细胞浸润,并伴随轻重不等的席纹样纤维化等。这些表现均与原发性 ATIN 不同,鉴别并不困难。

三、ATIN 的治疗对策、预后及防治展望

(一)去除病因

早期诊断,去除病因是治疗的关键。对药物过敏性 ATIN 患者及时停用致敏药物,对感染相关性 ATIN 患者有效控制感染,都是治疗的关键。许多患者在去除上述病因后病情可自行好转,轻者甚至可以完全恢复。

(二)糖皮质激素治疗

一些较小型的非随机对照临床试验结果显示,糖皮质激素治疗药物过敏性ATIN疗效明显,与单纯停用致敏药物比较,ATIN的完全缓解率更高,缓解时间缩短;但是,另外一些小型临床试验却未获得上述效果,认为与单纯停用致敏药物相比疗效无异。由于缺乏高质量大样本的前瞻随机对照临床试验证据,故目前尚难下确切结论。

根据主张用激素治疗学者的意见,对药物过敏性 ATIN 患者用激素治疗的指征为:①ATIN 病情严重,如肾功能急剧恶化需要透析治疗,和(或)病理检查肾间质炎症严重或肉芽肿形成;②停用致敏药后数天肾功能无明显改善者。若治疗过晚(往往 ATIN 病期已超过 3 周),病理检查已发现肾间质明显纤维化时,激素则不宜应用。

若拟用糖皮质激素进行治疗,那么激素起始剂量应多大？全部疗程应多长？目前也无指南推荐意见或建议。美国经典肾脏病专著《The Kidney(第 9 版)》认为可用泼尼松 1 mg/(kg·d)作起始剂量口服,3~4 周后逐渐减量,再过 3~4 周停药。国内不少单位主张泼尼松起始剂量宜小,30~40 mg/d 即可,减停药方法与上基本相同。另外,如果应用糖皮质激素正规治疗 4 周无效时(这常见于治疗过晚病例),也应停用激素。

感染相关性 ATIN 是否也适用糖皮质激素治疗？意见更不统一。不少学者都主张仅给予抗感染治疗,而不应用激素,尤其在感染未被充分控制时。但是,某些感染相关性 ATIN(如汉坦病毒导致的出血热肾综合征)病情极重,感染控制后 ATIN 恢复十分缓慢,很可能遗留下慢性肾功能不全。有学者对这种患者应用了激素治疗,并发现其中部分病例确能有促进疾病缓解和减少慢性化结局的疗效,所以他们认为,在特定条件下,感染相关性 ATIN 在感染控制后仍可考虑激素治疗。

至于 TINU 综合征,由于它是一个自身免疫性疾病,故必须使用糖皮质激素治疗。TINU 综合应用激素治疗的疗效往往很好,对个别疗效较差者和(或)肾间质出现上皮样细胞肉芽肿者,必要时还可加用免疫抑制剂治疗。

(三)免疫抑制剂治疗

药物过敏性 ATIN 一般不需要使用免疫抑制剂治疗。但是,也有报道认为,若激素治疗 2 周无效时,仍可考虑加用免疫抑制剂如环磷酰胺或吗替麦考酚酯。环磷酰胺的常用量为 1~2 mg/(kg·d),一般仅用 4~6 周,不宜过长;而文献报道的吗替麦考酚酯用量为 0.5～1.0 g,每天 2 次,应该服用多久,尚无统一意见。

另外,当药物诱发抗 TBM 抗体致病时,除需用激素及免疫抑制剂积极治疗外,必要时还要配合进行血浆置换治疗。不过自从甲氧西林被弃用后,现在抗 TBM 抗体所致 ATIN 已很难遇到。

(四)透析治疗

当 ATIN 患者出现急性肾衰竭达到透析指征时,就应及时进行透析,以清除代谢废物,纠正水电解质及酸碱平衡紊乱,维持生命,赢得治疗时间。

(五)ATIN 的预后

药物过敏性 ATIN 的大系列研究资料显示,约 64.1%的患者治疗后疾病能完全缓解,23.4%能部分缓解,而 12.5%将进入终末肾衰竭需依靠肾脏替代治疗维持生命。另一篇文献统计,约 36%的药物过敏性 ATIN 将最终转变成慢性肾脏病。

影响疾病预后的因素如下。①治疗是否及时:这是影响疾病预后的关键因素。一般认为发病＞3 周未及时停用致敏药物进行治疗者,往往预后差。②年龄:老年患者预后差。③病理检查:肾间质纤维化(常伴肾小管萎缩及肾小管周毛细血管消失)程度重者、出现上皮样细胞肉芽肿者预后差。但是血清肌酐峰值高低、病理检查肾间质炎细胞浸润轻重及是否存在肾小管炎,与疾病预后无关。

感染相关性 ATIN 的预后与感染是否被及时有效控制及肾损害严重程度密切相关。而 TINU 综合征从总体上讲预后较好,不过疾病(尤其眼色素膜炎)较易复发。

(六)对 ATIN 治疗的思考及期望

正如前述,影响药物过敏性 ATIN 预后的首要因素是有否及时停用致敏药物,停药不及时的患者往往预后差。为此早期识别此病进而及时停用致敏药非常重要。既往在讲述本病临床表现时,很强调发热、皮疹及关节痛"三联征",这"三联征"的描述最早来自于甲氧西林所致 ATIN 的报道,在甲氧西林被弃用后,近年已很少出现(文献报道仅呈现在约 10%患者中)。为此在识别药物过敏性 ATIN 时,对"三联征"不宜过度强调,否则必将导致 ATIN 诊断延误。应该说,对所有用药后出现急性肾衰竭及尿检验异常(轻度蛋白尿,伴或不伴血尿及无菌性白细胞尿)的患者,均应及时做肾活检病理检查,看是否药物过敏性 ATIN? 这对于临床无全身过敏表现的 ATIN 患者(常见于 NSAID 致病时)尤为重要。

至今,对药物过敏性 ATIN 是否该用糖皮质激素治疗? 看法仍未统一;而对某些感染相关性 ATIN 重症病例,在感染控制后能否应用激素去减轻病情、改善预后? 争论更大。即使应用激素治疗,治疗方案(药物起始剂量,持续用药时间及停药指征等)应如何制订? 也没有一致意见。这主要是由于对上述 ATIN 治疗,一直缺乏高质量的前瞻随机对照临床试验证据。ATIN 的发病率不是很高,正如前述,在血尿和(或)蛋白尿进行肾活检的患者中其所占比例仅 1％左右,因此欲组织大样本的临床试验去验证某一治疗方案对 ATIN 的疗效,会有一定困难。但是这项工作必须去做,可能需要众多医疗单位参与的多中心研究去完成,我们期望在不久的将来能看到这种高质量的临床试验证据。

第三节 慢性间质性肾炎

慢性肾小管间质性肾病(慢性 TIN),是由许多不同因素引起的一种临床综合征。其病理变化是以肾小管萎缩和肾间质纤维化等病变为主要表现的综合征。肾小球及血管病变轻微。早期以肾小管功能损害为主,后期表现为慢性进展性肾衰竭。临床上多起病隐匿,疾病早期不出现水肿、高血压、血尿及大量蛋白尿等肾小球损害的特征表现,而突出表现为肾小管功能不全。至发病晚期,则表现为慢性进行性肾衰竭,肾小球滤过率降低。由于本病病因广泛,表现隐匿,往往发病率没有得到重视。在终末期肾脏疾病中,慢性 TIN 引起的肾衰竭占 10％～30％。

一、慢性肾小管间质性肾病的病因病机与临床表现

(一)病因病机

引起慢性 TIN 的病因很多而较复杂。在我国除常见的慢性肾盂肾炎引起的慢性感染性间质性肾炎外,其他如尿路梗阻反流、药物、免疫性疾病、代谢性疾病、血液系统疾病对引起本综合征的发病特点与病因关系非常密切。若为感染所致,好发于中年女性,药物性者与服药,尤其是止痛药为多。地区差异、种族、气候、饮食习惯与本病发生有关。预后与肾功能受损程度及高血压程度有关,不佳预后主要来自尿毒症及高血压。

1.病因

(1)感染:在慢性 TIN 发病中,感染引起的慢性肾盂肾炎中占 79％,其中主

要有反流性肾病和尿路梗阻合并感染而引起。可引起感染的致病微生物包括细菌、病毒、分枝杆菌及真菌等。

(2)药物和毒素:药物常见于长期滥用止痛药,及某些肾毒性的抗生素,包括非甾体消炎药、氨基苷类抗生素、两性霉素 B、环孢素 A、普卡霉素等。

另外,还有部分中药,如关木通、汉防己、马兜铃等含有马兜铃酸的中草药;重金属有镉、铝、锂、金、铍等;化学毒物和生物、毒素:顺铂、甲醛、乙二醇、蜂毒、蕈毒、蛇毒、鱼胆毒等。

(3)免疫性疾病:如干燥综合征、系统性红斑狼疮、血管炎结节病、慢性异体肾移植排斥反应、冷球蛋白血症等均可引起慢性 TIN。

(4)血液系统疾病:如异常的蛋白血症、淋巴增生性疾病、多发性骨髓瘤、阵发性睡眠性血红蛋白尿,由于异常蛋白或异常细胞对肾脏的直接侵袭,引起慢性 TIN。

(5)代谢性疾病:如尿酸性肾病、低钾性肾病、糖尿病、淀粉样变性病、胱氨酸尿症、高钙血症时肾内钙质沉着等也常出现肾间质病变。

(6)梗阻和反流性肾损害:如尿路阻塞、结石、肿瘤、膀胱输尿管反流。

(7)遗传性疾病:肾髓质囊肿病,肾髓质海绵肾,遗传性多囊肾,遗传性肾炎。

(8)其他:如放射性肾炎,高血压肾动脉硬化,动脉粥样栓塞肾病,特发性慢性肾小管间质性肾炎等均可引发慢性 TIN。

2.病机

各种因素引起的慢性 TIN,主要可致肾间质免疫损伤而肾小管萎缩,间质纤维化,白细胞浸润。

3.病理检查

慢性肾盂肾炎或反流性肾脏病引起的慢性 TIN,双肾大小不一,表面凹凸不平;常见粗或细的瘢痕,部分与包膜粘连;肾盂肾盏改变可有可无;有细菌感染时,可见肾盂肾盏增厚,扩张。其他病因引起的慢性 TIN 双肾大小相等,体积缩小。

光镜检查:病理特征小管细胞萎缩,上皮细胞扁平化,小管扩张,间质纤维化;小管间质单核细胞浸润,间质细胞浸润主要由淋巴细胞和单核细胞组成,中性粒细胞、浆细胞及嗜酸性粒细胞偶见,间质水肿、出血。

慢性间质性肾炎肾小球结构在长时间内保持正常,随着病变的进展,肾小球逐渐发生病理性改变,出现球周纤维化,节段性硬化,最终全球硬化。

免疫荧光检查:偶见 C3 或免疫球蛋白沿肾小管基底膜沉积。典型病例呈线型分布,肾小球多呈阴性,偶有系膜区节段性 C3 及 IgM 微弱阳性。

(二)临床表现

慢性肾小管间质性肾炎起病隐匿,也可为急性间质性肾炎延续而来。

1.临床全身表现

慢性 TIN 者,在相当长时间内无任何临床症状。患者多在体检时或由其他疾病就医时,发现尿检和肾功能异常,贫血,高血压。当患者出现临床症状时,可表现为原发病的全身症状,也可表现为慢性肾功能不全的非特异症状,如疲倦、乏力、贫血、呕恶、食欲缺乏、夜尿增多、睡眠障碍等。症状的轻重与肾衰的严重程度密切相关。慢性 TIN 患者贫血发生相对较早,可能是产生红细胞生长素的间质细胞较早受到破坏有关。

疾病晚期,由于肾小球硬化,患者可出现水肿及高血压。超过 50% 患者可发生高血压,个别患者发生急性肾乳头坏死时,常有寒战、高热、肉眼血尿、腰痛,尿沉渣中可找到坏死的组织碎片。

2.肾功能减退的特点

(1)病变早期不出现水肿,高血压,大量蛋白尿等肾小球病变的特征性表现。

(2)小管间质病变导致的主要表现为小管功能不全,这也是被称为慢性小管间质性肾病,而非慢性小管间质性肾炎的原因。慢性 TIN 时,肾小管功能的下降与肾小球滤过率下降不成比例。在氮质血症前肾小管功能障碍已发生,其表现为肾小管破坏及间质纤维化的部位和程度有关。

(3)在近端肾小管功能损害时,主要表现为重吸收功能障碍,出现碳酸氢根、糖、尿酸、磷酸盐、氨基酸重吸收减少,排出增多。

(4)远端肾小管功能受损,受到尿酸化功能障碍,造成失盐、低钠、贮钾、酸碱失衡、多尿、夜尿增多,严重时可出现容量不足及高钾血症。

(5)晚期当发生明显的肾小球硬化时,临床上可出现大量蛋白尿、水肿、高血压、血清尿酸水平降低,可能为肾小管功能障碍,尿酸重吸收减少所致。

3.实验室尿检验

主要表现非肾病性蛋白尿,镜下血尿,白细胞尿及糖尿。尿蛋白常为小分子量的肾小管性蛋白尿。

(1)尿常规检查:尿蛋白 $\pm\sim+$,比重 1.015 以下,pH$>$6.5。

(2)尿蛋白定量:$\leqslant$1.5 g/24 h,低分子蛋白尿。

(3)尿溶菌酶及尿 β_2-微球蛋白增多:如出现大量蛋白尿时,则提示肾小球严重受损,预后大多不佳,25% 患者可出现尿糖。有临床资料报道,28% 的患者尿细菌培养阳性。

二、慢性肾小管间质性肾病的诊断、鉴别诊断与诊断标准

(一)诊断

本病起病隐匿,病因多样,临床表现缺乏特异性,诊断往往不及时,常易被漏诊误诊。

当出现临床症状时,长期用药史,争取尽量早期找到病因,早期作出诊断尤为重要。本病早期无肾小球损伤的特征表现,当出现以肾小管功能障碍为主要表现时,应考虑本病可能。如有无慢性肾盂肾炎史、尿路梗阻、长期应用肾毒性药物、免疫性疾病、代谢性疾病等原发性病史,当不能明确诊断时,进行肾活检以于确诊。

早中期多表现为夜尿增多,尿比重低,尿沉渣变化较少,常仅有少量细胞,蛋白尿较轻。尿蛋白为肾小管性低分子蛋白尿,β_2-微球蛋白增高,蛋白定量一般 1.5 g/24 h 以下,肾小球滤过率可正常。但部分患者在就诊时,已有不同程度的肾小球滤过功能障碍等。

辅助检查:B超,X线,放射线等检查,可见双肾体积缩小或正常,回声粗乱等表现。

肾活检:主要可见不同程度的间质纤维化,肾小管萎缩,间质弥漫淋巴细胞和单核细胞浸润;部分患者肾小动脉内膜增厚,管腔狭窄,肾小球缺血性皱缩及硬化。

(二)鉴别诊断

1.慢性肾小球肾炎

慢性肾小球肾炎有肾小球损害的特征性表现,如水肿、高血压、肾小球性蛋白尿等。慢性 TIN 在疾病早期无肾小球损害特征性表现,而主要表现,为肾小管功能不全,如尿量增多,夜尿增多,无水肿等。

2.急 TIN

急性 TIN 和慢性 TIN 在病因上有重叠,且即使同一损害,也可表现为连续的过程,需根据病史及典型的临床表现二者不难鉴别,必要时行肾活检确诊。

(三)诊断标准

(1)病史:有慢性肾盂肾炎病史,反流病变及尿路梗阻病史,长期接触肾毒素或用药史。

（2）肾小管损伤：有肾小管功能障碍，尿量增多，夜尿增多表现。

（3）贫血、乏力、夜眠不安等。

（4）有肾功能损害：但无高血压，水肿，轻度蛋白尿，尿 β_2-微球蛋白增多。

（5）影像学检查：B超提示双肾大小不一致，回声粗乱，皮质髓质界限不清。

（6）肾活检：呈慢性小管间质纤维化，伴小球硬化。

三、慢性肾小管间质性肾病的治疗

（一）一般治疗

血压高者积极控制高血压，首选血管紧张素转化酶抑制剂，纠正电解质和酸碱平衡紊乱，尤其注意纠正代谢性酸中毒。出现贫血时，及早应用促红细胞生成素。当出现尿量、夜尿增多时，容易引起血容量不足，严重时可引起肾小球滤过率下降，此时注意液体的补充。

（二）病因治疗

病因治疗主指对原发病的治疗，以及去除致病因素。

（1）药物引起的及时停用相关药物。

（2）接触重金属和有害毒物者，及时停止接触。

（3）梗阻者应尽早解除梗阻。

（4）感染引起者选用敏感的抗生素。

由于免疫性疾病、造血性疾病、血管性疾病、代谢性疾病引起的慢性间质性肾病，则应积极治疗原发病。

（三）替代治疗

当慢性间质性肾病发展至肾衰竭、尿毒症时，应积极尽早进行血液透析治疗。

肾血管疾病

第一节　血栓性微血管病

血栓性微血管病(thrombotic microangiopathy,TMA)是一组因血栓形成导致的微血管阻塞性疾病。TMA 是一组急性临床病理综合征,表现为微血管病性溶血性贫血、血小板下降以及微血管内血栓形成。经典的血栓性微血管病包括溶血性尿毒症综合征(hemolytic uremic syndrome,HUS)和血栓性血小板减少性紫癜(thrombotic thrombocytopenic purpura,TTP),其他常见的血栓性微血管病还有恶性高血压、硬皮病肾危象、妊娠相关肾病、移植相关、免疫缺陷病毒(HIV)相关的肾脏损害及药物相关的血栓性微血管病等。病理学上主要表现为内皮细胞的肿胀、内皮下无定形绒毛状物质沉积和血管腔内血小板聚集形成微血栓、血管腔内栓塞及红细胞碎裂等微血管系统异常。TMA 发病急,临床表现多样,病情进展急骤,病死率极高。近年来,随着对本病认识的不断深入和血浆置换等治疗手段的不断进步,其预后明显改善。

一、病因及发病率

TMA 根据致病因素分为外源性与内源性两种。外源性致病因素包括感染、药物、虫兽咬伤和放射线照射等。内源性致病因素分为原发性和继发性,前者主要有遗传因素所致;后者则多继发于自身免疫性疾病、妊娠、肿瘤、器官移植、弥散性血管内凝血、恶性高血压、急进性肾炎等。

近年来,随着对 TMA 认识的深入,其发病率呈上升趋势。国内外报道 TMA 占急性肾衰竭的2.7%～12%。HUS 可呈散发或流行,成人与小儿均可见,但主要累及婴儿和儿童。发生率为学龄前儿童为2.65/10 万,青春期前为0.97/10 万。因 HUS 发病主要与大肠埃希菌感染有关,故易流行于每年的 6～

9月份。TTP多发于成人,发生率为1/100万,尤多见于妇女和白人,女:男为(3~5):1,白人:黑人为3:1,好发年龄在30~40岁。

(一)感染

感染是诱发儿童TMA的首位因素,常见的是细菌感染,尤其是大肠埃希菌,与HUS的发生有直接关系,其中的O157:H7型更易引起HUS,感染的患儿在发生出血性腹泻后1周左右,9%~30%可发生HUS。其他还有沙门菌、肺炎链球菌、假单胞菌等。此外,病毒、立克次体、真菌感染也与TMA的发生有关,常见的如HIV、柯萨奇病毒B、埃可病毒、流感病毒、EB病毒、单纯疱疹病毒、烟曲霉菌、落基山斑点热、微生小体等。

(二)药物

多见于化疗药物,如丝裂霉素、长春新碱、柔红霉素、顺铂、氟尿嘧啶、博来霉素、阿糖胞苷等,尤其是丝裂霉素,若持续累积计量超过60 mg,几乎100%发生TMA。其他如免疫抑制剂环孢素A、他克莫司(FK506);抗血小板药如噻氯匹定、氯吡格雷;口服避孕药、奎宁、青霉胺及某些毒物如海洛因、可卡因、砷剂、CO_2、蜂毒等均可诱发TMA。其中噻氯匹定和氯吡格雷导致的HUS可在用药后3~12周发病,发生率为1/(1 600~4 800)和1/30万。

(三)遗传因素

非典型性HUS约占所有HUS的10%,其中约14%与遗传因素有关,主要是因子H缺陷。因子H缺陷分为分泌减少和功能异常两类,前者为常染色体隐性遗传,血浆H因子水平低下,仅为正常值的10%~50%,多伴有血清补体C3低下,HUS发病年龄较早;后者是常染色体显性遗传,血浆H因子水平多正常,多由于感染或药物或在妊娠等特殊状态下诱发。由遗传因素导致的TTP多与基因突变导致ADAMTS13缺乏或活性降低有关,多在婴儿期或儿童期发病,亦可因感染、发热、手术、腹泻、妊娠等因素诱发。此外,维生素B_{12}代谢缺陷所导致的HUS也与常染色体隐性遗传有关,发病较早,病情严重。

(四)自身免疫性疾病

如系统性红斑狼疮、类风湿关节炎、干燥综合征、抗磷脂抗体综合征、强直性脊柱炎、结节性多动脉炎、多发性肌炎、冷球蛋白血症等均可引起TMA,其中系统性红斑狼疮并发的TMA中50%伴有狼疮活动的表现,89%表现为TTP,11%表现为HUS。

（五）器官移植

器官移植主要见于骨髓移植和肾移植的患者，发生率为 $3\%\sim7\%$ 和 $16.6\%\sim25\%$。可能与移植物排斥反应、高水平的抗血小板抗体、HLA-DR 不配型、长期应用抗排异药等因素有关，一旦发病，预后差，病死率高。

（六）妊娠

若合并妊娠高血压综合征、先兆子痫、胎盘早剥、HELLP 病等因素则易发生 TMA。妊娠相关的 TMA 多发生于妊娠的后 3 个月和分娩前后，HELLP 病及时终止妊娠可以治愈；产后 HUS 预后差，病死率高达 $50\%\sim60\%$。

（七）肿瘤

并发的 TMA 多见于前列腺癌、淋巴癌及胃癌等。主要与单克隆抗体 B 淋巴细胞功能异常有关，一旦发病，病势凶险，预后极差。

此外，恶性高血压、急进性肾炎等也有并发 TMA 的报道。

二、发病机制

TMA 的共同病理改变是微血栓形成。传统上认为 TTP 与 HUS 为同一疾病的两种表现，但随着人们认识水平的不断提高，发现两者具有不同的发病机制，是两种不同的临床综合征。

（一）HUS 发病机制

据临床表现分为典型性和非典型性两类，前者即 D^+ HUS（diarrhea-associated HUS），是指由大肠埃希菌感染引起的有前驱胃肠炎表现的 HUS，其发病机制主要与志贺毒素（verotoxin，VT）作用有关，预后相对较好，不易复发，较少发展至终末期肾衰竭；后者没有胃肠炎的前驱表现，称为 D^- HUS（HUS not associated with diarrhea），多与补体因子，尤其是 H 因子缺陷有关，是家族遗传性的 HUS，预后差，复发率高，约半数进展到终末期肾衰竭。

1.志贺毒素的作用

志贺毒素（verotoxin，VT）包含 VT1 和 VT2，两者有高度的同源性，但生物学活性及受体结合力不同，HUS 的发病多与 VT2 有关。VT 是一种相对分子质量为 70 000 的蛋白质外毒素，由 1 个 A 亚单位（33 000）和 5 个 B 亚单位（约77 000）组成。A 亚单位为其致病毒素，B 亚单位能与人体细胞膜上的 Gb3 受体结合，两者共同作用，导致血管内皮细胞损伤，血小板激活、微血栓形成。

正常人体，肾小球毛细血管内皮细胞、系膜细胞、肾小管上皮细胞、单核细胞和血小板膜均有较多的 Gb3 受体表达,故肾小球易受 VT 的侵袭。此外结肠上皮细胞、脑细胞亦有 Gb3 受体的表达。

(1)VT 的 B 亚单位与肾小球内皮细胞结合导致其损伤:一旦 VT 的 B 亚单位与内皮细胞膜上的 Gb3 受体结合后,则可上调该受体的表达,使之结合更多的毒素,刺激内皮细胞分泌血管性血友病因子多聚体(vonW illebrand factor, vWF),导致血小板聚集;同时刺激单核细胞及肾小管上皮细胞分泌细胞因子,如 TNF-α、IL-6、IL-1、NO、P-selectin、LPS 等引发炎症反应。

(2)VT 的 B 亚单位与血小板上的 Gb3 受体结合:结合后可活化血小板,使之暴露出糖蛋白 Ⅰbα 和 Ⅱb/Ⅲa,从而更容易黏附到 vWF 多聚体上,形成血小板血栓。

(3)VT 的 A 亚单位被胞饮后直接抑制细胞内蛋白质的合成:导致内皮细胞死亡脱落,使得内皮下胶原暴露,释放组织因子,引起凝血。

(4)VT 可直接损伤系膜细胞及肾小管上皮细胞,导致严重的急性肾衰竭。

此外,在由肺炎链球菌引起的 HUS 中,与该菌产生的神经氨酸酶直接有关,该酶可暴露多种细胞中被唾液酸覆盖的抗原,产生 IgM 型冷凝集抗体,抗原与抗体相互作用,导致红细胞、血小板及内皮细胞的破坏而发生 HUS。

2.补体因子异常

主要与因子 H 有关,因子 H 是一种相对分子质量为 150 000 的糖蛋白,其 N 末端具有因子 Ⅰ(即 C3b 的灭活因子)的辅因子活性,C 末端有 2 个 C3b 结合域和 3 个负电荷结合域。肾小球内皮细胞和基膜含有大量的负电荷,因子 H 通过结合在内皮细胞表面,而在局部补体的灭活中发挥重要作用。若因子 H 缺陷,如分泌减少或功能异常,则可导致补体 C3 的过度活化,损伤内皮细胞,释放组织因子,导致血小板黏附和聚集,激活凝血系统,形成血栓。

目前,国外有学者证实了志贺毒素可通过与 H 因子结合,使补体旁路途径过度激活,损伤血管内皮。因此认为 D⁺HUS 发生同时也与补体旁路途径的过度激活有关。

此外,血浆中存在 H 因子的自身抗体、Ⅰ因子或膜共同因子蛋白缺乏或功能异常,也可引起 C3 通过补体旁路途径过度激活,损伤血管内皮细胞,形成血栓,发生 HUS。

(二)TTP 发病机制

主要与体内 ADAMTS13 异常有关。

正常人体内存在着血管性血友病因子(vonW illebrand factor,vWF),是一种糖基化蛋白,为凝血因子Ⅷ的组成部分。vWF 可在内皮细胞(约 99%)和巨核细胞(1%)中合成,贮存于内皮细胞胞质的 Weibel-Palade 的小体和血小板的 α 颗粒中。其单体仅 225 000,通过二硫键连接可形成各种相对分子质量大小的多聚体,细胞内及血小板内贮存的多是超大相对分子质量的多聚体(unusual large von willebrand factor,UL-vWF)。当细胞及血小板受刺激后,其内的 UL-vWF 释放,或分泌于内皮细胞表面,或进入血浆,UL-vWF 可与血小板糖蛋白 GbIb 受体结合,活化血小板的Ⅱb/Ⅲa 复合体,诱导血小板聚集和黏附,形成微血栓。

正常情况下,UL-vWF 一旦从细胞内释放,则在血流切力的作用下,展开暴露其酶切位点,被其裂解酶所裂解而失活。UL-vWF 裂解酶被称为 ADAMTS13,是一种金属蛋白酶,主要由肝细胞合成,在体内以两种形式存在,一种存在于血浆中,一种位于内皮细胞表面。正常人体血浆 ADAMTS13 活性为79%～127%。5%以上的 ADAMTS13 活性就足以发挥其生理功能,各种原因导致的 ADAMTS13 缺乏或活性下降,均可导致 UL-vWF 增加,血小板聚集,微血栓形成,发生 TTP。

ADAMTS13 缺乏或活性下降分家族性和获得性两种。前者是编码 ADAMTS13的基因突变导致的,血浆中几乎检测不到其活性;后者约占 ADAMTS13缺乏或活性下降的 90%以上,与血浆中产生的 ADAMTS13 抗体有关,ADAMTS13 抗体是一种 IgG 样的自身抗体,可抑制 ADAMTS13 的活性,抗体的产生机制尚不清楚,与抗血小板药如噻氯匹定、氯吡格雷等有关的 TTP 的发生与此机制有关,恢复期 ADAMTS13 的活性可以正常,提示是暂时的免疫调节缺陷。

其他原因,如妊娠、HELLP 病、抗排异药、肿瘤、自身免疫性疾病如 SLE、APS 等导致的 TMA 具体发病机制尚不明确,除可能与上述的 ADAMTS13 异常有关外,可能与 PGI_2/PGX_2 失衡及自身免疫反应有关。

三、临床表现及分型

TMA 的临床特征为微血管病性溶血性贫血、血小板计数减少,肾脏和中枢神经系统损害。

(一)临床表现

1.一般症状

多数患者起病时有乏力,恶心、呕吐、食欲缺乏,伴或不伴有腹泻。部分患者起病时有上呼吸道感染。

2.血小板计数减少

由于微血管内血栓形成,血小板聚集、消耗增加,TMA 有明显血小板计数减少。TTP 常有明显出血,表现为鼻出血、皮肤瘀斑、眼底出血等,而 HUS 较少出现出血症状。

3.微血管病性溶血性贫血

微血管病性溶血性贫血是 TMA 的重要标志,数天内血红蛋白明显下降。急性溶血有腰背酸痛、血红蛋白尿,约半数患者有黄疸和肝大。

4.急性肾衰竭

TMA 有不同程度的肾功能减退,约 90％以上的 HUS 有急性肾衰竭,多数 HUS 可持续少尿或无尿,需进行肾脏替代治疗。而 TTP 肾脏损害较轻,80％的 TTP 仅表现为尿检异常和轻度肾功能不全。

5.神经系统症状

由于大脑皮质和脑干小血管微血栓形成,脑神经细胞缺血、缺氧,导致头痛、行为改变、视力障碍、言语困难、感觉异常、瘫痪、抽搐,甚至昏迷。典型 HUS 出现神经症状相对少见,而 TTP 则多见。

(二)临床分型

根据其临床表现和病因不同,可以对 TMA 进行不同的分类,其中最常见的是典型的 HUS(D⁺ HUS)、非典型的 HUS(D⁻ HUS)、TTP。

1.典型溶血性尿毒症综合征

即 D⁺ HUS,多继发于感染,伴有胃肠炎的前驱表现,并常有下消化道出血,随后出现急性肾衰竭。一般急性起病,突然发作溶血、肾衰竭伴肉眼血尿(呈酱油色),少尿或无尿。可有轻度黄疸、皮肤和黏膜出血、神经系统等多系统症状。肾脏损害症状包括血尿、蛋白尿、少尿。长时间的少尿和(或)持续性高血压是病情恶化的标志,并常导致残余肾功能减退。D⁺ HUS 的病程一般为 2～3 周,预后相对较好,90％的患者肾功能可完全恢复正常,急性期病死率为 3％～5％。

2.非典型溶血性尿毒症综合征

有 2 种临床表现,第 1 种伴有炎症的前驱胃肠道症状,无尿,恶性高血压,神经系统损害,病死率高,50％患者肾功能不能恢复。第 2 种临床不伴有先兆性腹泻故又称非腹泻相关性 HUS(D⁻ HUS),此类病例中未发现产生志贺毒素的大肠埃希菌感染,有复发性或家族性倾向。约 1/3 患者起病时就合并有中枢神经系统症状,如抽搐、昏迷,临床表现与 TTP 相似。此类 HUS 病因复杂,感染、药物、妊娠、自身免疫性疾病、中毒等多种疾病均可导致,部分患者无明确病因,肾脏病理损害重,主要以血管病变为主,预后差。多数患者在急性期需透析治疗,其病死率、复发率及终末期肾衰竭发生率都明显高于 D$^+$ HUS。

3.血栓性血小板减少性紫癜

绝大多数急性 TTP 患者发病时有突出的神经系统症状、皮肤紫癜、发热和严重的血小板计数减少(常低于 $20 \times 10^9 /L$)。同时存在急性微血管病性溶血性贫血和肾功能不全。通常以单次急性发作为特征。复发性 TTP 指 TTP 治愈4 周以上而再次发作。多数复发性 TTP 预后较差。

四、实验室检查

微血管病性溶血性贫血是诊断 TMA 所必需,表现为迅速发生的贫血,其程度与急性肾衰竭的程度不一致;血浆内溶血,如网织红细胞、间接胆红素、乳酸脱氢酶及其同工酶升高,外周血涂片可见幼红细胞,抗人球蛋白试验阴性;裂细胞对 TMA 的诊断具有特异性,是外周血中破坏的红细胞,形态多样,有三角形、盔甲形等,裂细胞 >1% 强烈提示 TMA 的可能性。

血小板计数减少,TTP 血小板计数减少较 HUS 更加明显,发作期血小板计数通常低于 $20 \times 10^9 /L$。而 HUS 血小板计数通常为 $(30 \sim 100) \times 10^9 /L$,有些 HUS 患者血小板计数可完全正常或接近正常,凝血功能检查多正常。血小板计数减少与大量消耗有关,其抗体多不存在,白细胞计数多中度增高,HUS 患者多伴有低 C3 血症。TTP 患者可有 ADAMTS13 活性下降,多 <5%,或查见 IgG型的自身抗体。

尿常规可见镜下血尿、蛋白尿、管型尿,甚至无菌性脓尿等。

发生急性肾衰竭者,可见血 Cr 及 BUN 升高、血钾升高、CO_2 结合力下降等。

五、病理学表现

TMA 在病理学表现上有共性,即微血栓形成,肾脏是主要受累脏器之一。HUS 和 TTP 又有一定的差别,前者的微血栓主要发生在肾脏,伴有明显的内皮细胞肿胀、坏死、脱落,血栓成分主要为血小板和纤维蛋白等;后者微血栓可发生于大多数组织器官,内皮细胞损伤不明显,成分以 UL-vWF 和血小板为主,不含纤维蛋白。

TMA 的肾脏病理改变,可分为肾小球病变、动脉病变和肾小球及动脉混合病变 3 种类型。①以肾小球病变为主者,表现为毛细血管壁增厚、管腔狭窄、系膜区扩大、少或无系膜细胞增生、内皮细胞肿胀,内皮下间隙增宽,电镜下可见内皮下有大量稀疏的细绒毛样或颗粒样物质填充,构成双轨征,双轨征为 HUS 的特征性改变,患儿多以肾小球病变为主。②以动脉病变为主者,则主要见于成人,表现为内皮增生、内膜水肿,水肿增宽的内膜组织呈黏液状,可形成"洋葱皮样"改变,伴有管腔狭窄,由相应动脉供血的肾小球呈现缺血表现:肾小球毛细血管壁塌陷、皱缩,包曼囊增厚,其中黏液样内膜细胞肥厚是 TMA 的特征性病变。③部分患者可出现肾小球和动脉的联合病变,兼具上述两者的表现。

六、诊断

TMA 的诊断主要依靠典型的临床表现。临床表现为"五联征",即微血管病性溶血性贫血、血小板计数减少、神经精神异常、肾脏损害、发热,诊断 TTP 并不困难。而在腹泻后出现微血管病性溶血性贫血、血小板计数减少、肾脏损害"三联征",则典型的 D$^+$HUS 诊断可确定。但临床实践中,HUS 与 TTP 的临床区别并不绝对,应注意鉴别。

七、治疗

充分理解各种 TMA 的发病机制对于制订个体化的治疗方案十分重要。

对于由大肠埃希菌引起的 D$^+$HUS,可以自发缓解,预后相对较好。单纯应用支持疗法,维持水电解质的平衡就可获得满意的疗效。一般不主张应用抗生素及缓泻剂,因前者可使细菌释放更多的 VT;后者则有增加 HUS 的危险。

针对 D$^-$HUS,单纯输注含有因子 H 的新鲜冻干血浆已被证实无效。若病变无自发缓解,应果断采取血浆置换或同时配合应用糖皮质激素。

由基因突变引起的家族性 TTP,可行血浆置换或血浆输注,以补充患者体内的 AD-AMTS13,提高其活性。一般认为最好在发病 24 小时内行血浆置换,置换液可采用新鲜冰冻血浆、冷冻血浆上清液、有机溶剂和去污剂处理过的血浆,其中以新鲜冰冻血浆效果最佳。一般一天进行 1 次 1 个体积的血浆置换(40 mL/kg)即可控制病情,直至临床症状缓解,表现为:神经系统症状消失、血小板计数正常、乳酸脱氢酶正常或接近正常、血红蛋白升高等。缓解期亦可间断行血浆置换,以防复发。若无条件进行血浆置换,可行血浆输注[至少25 mL/(kg·d)],由于附着在内皮细胞表面的 ADAMTS13 血浆半衰期>2 天,且只需维持其活性在正常值的 5% 以上,即可有效地防止 TTP 的发生,故每 3 周输注一次即可。

对于体内有自身抗体导致的获得性 TTP,也需要进行血浆置换以清除体内的自身抗体及血浆中的 UL-vWF。若抗体滴度较高,单纯血浆置换无效时,可配合应用糖皮质激素控制病情,常规口服与大剂量冲击无明显差别。其他免疫抑制剂如长春新碱、环孢素 A 也可试用。

TMA 的患者,一般在没有危及生命的严重出血或颅内出血时,应避免输注血小板。抗凝及抗血小板聚集药物,如阿司匹林、双嘧达莫及肝素等药也不主张应用。大剂量丙种球蛋白及维生素 E 的有效性尚待证实。脾切除会带来致命性的并发症,不能轻易进行手术。

总之,血浆置换是 TMA 的关键治疗措施,有报道其有效率可达 87.2%。其他原因导致的 TMA 除针对原发病治疗外,亦应尽早采用血浆置换治疗,或同时配合免疫抑制剂,以期控制病情。部分患者由于肾脏病变严重,肾功能长期不缓解,需要进行肾脏替代治疗。

第二节 肾静脉血栓形成

肾静脉血栓形成(renal venous thrombosis,RVT)是指肾静脉主干和(或)分支内血栓形成,导致肾静脉部分或全部阻塞而引起一系列病理改变和临床表现。肾静脉血栓形成可发生于单侧或双侧肾脏,发生于肾静脉主干、一个分支或数个分支,或肾静脉主干与分支并存。RVT 常从肾内小静脉开始,逐渐向肾静脉主干蔓延,甚至可达下腔静脉,引起肺栓塞。急性肾静脉主干血栓可并发急性肾衰竭,预后较差。慢性肾静脉血栓形成常借助于侧支循环,肾静脉回流得以改善。

一、病因及发病率

肾静脉血栓形成多作为它病并发症出现,但也可出现在一些疾病的病变过程中,成为原发病的一部分。其病因多样,发病率因病因不同而有所差异。

急性及婴幼儿 RVT 主要因脱水、窒息、休克及脓毒症等引起。婴幼儿的基础病,主要见于肾病综合征。成人常见的病因主要包括:肾病综合征、抗磷脂抗体综合征、妊娠、产后、口服避孕药、脱水、肿瘤、腹膜后纤维化等导致肾静脉受压所致。由于 RVT 临床表现多缺乏特异性,部分患者可以无任何症状,其确切发生率统计十分困难。文献量多,不同年龄静脉血栓的发生率不同,60 岁以上老年人多见。

本病男多于女,没有种族差异。2/3 的患者为双侧肾静脉受累,在单侧发病的患者中,尤以左肾受累多见。

（一）原发性肾脏疾病

在成人导致肾静脉血栓形成的原发性肾脏疾病中，以肾病综合征最为多见。近年来前瞻性的研究发现肾病综合征并发肾静脉血栓形成的发病率为 5%～52%，多数在 20%～40%，尤以 MN 为最高，达20%～60%，非 MN 的 NS 患者 RVT 发病率为 10%～50%。

（二）血容量不足

多见于婴幼儿。新生儿重症监护室（NICUs）根据一项大型国际统计报道活新生儿中发病率为2.2/10 万。Keith K 等统计，新生儿 RVT 中，男婴发病率在67.2%；其中单侧 RVT 发生率为 70%，尤以左侧为甚，占 63.6%。

（三）肿瘤浸润

导致肾血管蒂受累时可以并发 RVT。据报道 50% 以上的肾细胞肿瘤可并发 RVT。亦有关于腹膜后肿瘤及淋巴瘤并发本病的记载，但具体发病率不清。

（四）肾移植后的 RVT

肾移植后的肾静脉血栓形成发生率为 0.55%～3.4%，占移植肾后肾功能下降的 1/3 左右。

（五）其他原因

包括全身性系统性疾病（如抗磷脂抗体综合征、血管炎、镰状细胞病、白塞病、系统性红斑狼疮、艾滋病累及肾脏等）、下腔静脉血栓累及肾静脉、创伤、肾静脉受压综合征、口服避孕药、全身或肾周的脓毒血症、滥用可卡因等，都可引起肾静脉血栓形成。

二、发病机制

肾静脉血栓形成主要与血管内皮损伤、血流速度减慢和血液高凝状态有关，三者相互作用，最终导致 RVT 的发生。

（一）血管内皮损伤

是血栓形成的最重要和最常见的原因。引起 RVT 的病因中如钝性外伤、血管造影所致的损伤、肾移植、肿瘤浸润、血管炎、高同型半胱氨酸血症等，均可导致血管内皮损伤。

血管内皮损伤导致内皮下胶原纤维暴露，血小板和凝血因子Ⅻ激活，启动内源性凝血系统；同时释放组织因子，激活凝血因子Ⅶ，启动外源性凝血系统。最终导致血栓形成。

(二)血流速度减慢

正常血液各成分由于比重关系,构成层流。红细胞和白细胞在中轴流动,其外是血小板,最外为一层血浆带构成的边流。当血流减慢时血小板可进入边流,增加了血小板与内膜的接触机会和黏附于内膜的可能性。静脉内有静脉瓣,其内血流不但易于缓慢,且易出现漩涡;静脉壁较薄,容易受压;血流通过毛细血管到静脉后,血液的黏性也会增加均有利于血栓形成。

当血容量不足时,导致血流速度减慢和全身血流重新分配,肾静脉血行迟滞,血栓形成,引发 RVT。

(三)血液高凝状态

血液中凝血因子增加或活性增强、抗凝物质水平或活性的降低、纤溶系统异常、低蛋白血症、血液流变学异常等因素均与肾静脉血栓形成的发生有关。

此外,医源性因素如肾病综合征时反复利尿使血容量不足;长期应用糖皮质激素刺激血小板生成,抑制吞噬细胞吞噬功能和纤维蛋白溶解,肝素释放减少等;手术或介入治疗,损伤血管内皮等均可促进肾静脉血栓形成。

三、临床表现及并发症

肾静脉血栓形成的临床表现取决于血栓形成快慢、被阻塞静脉大小、血流阻断程度和侧支循环建立情况,也与发病原因和机体对肾静脉高压的反应直接相关。

根据肾静脉血栓形成时间可分为急性和慢性两种类型。

(一)急性肾静脉血栓形成

多为青年,亦多见于严重脱水的新生儿和婴幼儿。其发病与围生期的窒息及产妇糖尿病等危险因素有关。也可发生在抗磷脂抗体综合征、创伤、肾移植术后及肾静脉周围手术等疾病中,偶发于肾病综合征。血栓多产生于肾静脉主干,有时可完全阻塞。

急性起病者病情严重,有典型的"三联征",即剧烈的腹痛或腰痛、肉眼血尿、肾功能突然恶化。也可表现为难以解释的蛋白尿增加,反复不能缓解的水肿,肾病综合征患者出现顽固性的糖皮质激素抵抗、肺栓塞或其他部位的栓塞等。

此外,还可见发热、恶心、呕吐、口干、少尿和皮肤弹性差等一般表现。婴幼儿急性起病者,血浆乳酸脱氢酶可升高。

(二)慢性肾静脉血栓形成

因发病缓慢,易有侧支循环形成,临床常无症状,难以识别。多并发于肾病综合征,往往仅表现为持续性蛋白尿,可有镜下血尿、病变侧肾脏体积增大、肾功能受损如血清肌酐升高、肾小管功能障碍时可出现肾性糖尿和(或)肾小管酸中毒,甚至引起范科尼综合征。移植肾或孤立肾者更易见肾功能减退。

(三)并发症

肾静脉血栓形成易并发肺血栓、肺栓塞,出现相应疾病症状,如:呼吸困难、胸痛、咯血等,通过胸部X线片及肺扫描可以证实。

肾静脉血栓形成延伸到下腔静脉或下腔静脉血栓累及肾静脉,导致肾静脉血栓形成,可见下腔静脉阻塞综合征的表现,如门脉高压综合征、下肢浅静脉淤滞、浅表静脉扩张,也可表现为肾病综合征,久之可引起不同程度的肾衰竭以及出血性肾梗死。

四、肾脏病理表现

发生肾静脉血栓形成的肾脏体积肿胀,镜下可见肾内弓状静脉、小叶间静脉内血栓形成,肾小球毛细血管襻淤血扩张,可有微血栓形成,有时可见中性粒细胞呈节段性聚集并黏附于毛细血管壁。肾间质高度水肿。长期不能解除肾静脉血栓形成的肾脏,则出现肾间质纤维化及肾小管萎缩。

五、辅助检查

辅助检查包括实验室检查及影像学检查,其中实验室检查多缺乏特异性,仅起帮助诊断作用;影像学检查是肾静脉血栓形成诊断的关键。

(一)实验室检查

1.尿液检查

表现为血尿(肉眼或镜下)、蛋白尿,24 小时尿蛋白定量多＞2 g。若无肾脏基础疾病,一般尿蛋白＜3.5 g/d,肾病综合征并发急性肾静脉血栓形成时尿蛋白可骤增。

2.肾功能检查

急性 RVT 常伴血尿素氮及血肌酐升高,肌酐清除率下降。双侧急性 RVT 可出现少尿和急性肾衰。慢性 RVT 除表现为肾小球功能损伤外,尚可出现肾小管功能障碍,表现为肾性糖尿和(或)肾小管酸中毒,甚至引起范科尼综合征。

3.血液高凝状态检查指标

包括以下指标。①血常规:RVT 形成 9%～17% 的患者有发热,血白细胞计数升高、血小板计数增加且活性增强,红细胞计数亦有增多。②血小板黏附试验:RVT 形成时,血小板黏附试验增高,其值常＞0.79。③凝血及抗凝纤溶系统指标:凝血时间、凝血酶时间、凝血酶原时间、活化部分凝血活酶时间均缩短;凝血因子Ⅴ、Ⅶ、Ⅷ及纤维蛋白原血浆浓度增高;抗凝血酶Ⅲ、抗凝因子蛋白 C 及游离蛋白 S、纤溶酶原血浆浓度降低。④狼疮抗凝物质:是一种磷脂依赖性的病理性循环抗凝物质,为 IgG、IgM 或两者混合型的抗磷脂抗体,在由全身系统性疾病,如抗磷脂抗体综合征、系统性红斑狼疮等基础上继发的 RVT 可见其含量的明显增高。⑤血浆 D-二聚体:是交联纤维蛋白特异的降解产物,它的生成或增高反映了凝血和纤溶系统的激活,对急性血栓诊断的敏感性达 90% 以上,但特异性仅 50% 左右,在排除其他部位血栓的情况下,其升高有助于肾静脉血栓形成的诊断。

(二)影像学检查

影像学检查包括无创性检查和有创性检查。

1.无创性检查

包括彩色多普勒超声、CT、MRA 及放射性核素肾扫描等,对肾静脉血栓形成的诊断均有帮助。

(1)彩色多普勒超声:对肾静脉血栓形成的诊断敏感性较高。当患者临床有肾静脉血栓形成症状或高度疑似肾静脉血栓形成时,可首选此检查。

急性肾静脉主干血栓的典型声像图表现可见:肾静脉主干明显扩张,肾静脉管腔内充满实性回声,且无明显血流信号;肾内动脉舒张期出现反向波;肾脏体积均匀性增大,皮质回声减低等。其中肾静脉内实性回声和血流充盈缺损是诊断肾静脉血栓形成最可靠的依据。

局限性肾内小静脉血栓时,应用彩色多普勒超声检查可发现病变区肾脏结构模糊,但无占位效应;静脉血流信号缺失;动脉血流显示为低速高阻型;而同侧肾其余部分无明显异常等征象。

需要指出的是,彩色多普勒超声是诊断 RVT 的较为实用的一种检查方法,但易受多种因素的影响,应结合临床具体分析。其常见影响因素包括血栓所处阶段、是否有效溶栓和是否建立充分的侧支循环,这是决定 RVT 影像学表现的主要因素;肠道气体和肥胖会干扰肾静脉主干的显影而影响诊断;此外,应注意区别血栓与其他栓子如癌栓的区别等。

（2）计算机体层成像（CT）：分常规 CT 和 CT 血管造影。

常规 CT 表现取决于血栓形成速度、阻塞程度和血栓部位。检查可见肾静脉内低密度充盈缺损和肾静脉增粗；患侧肾脏体积增大，尤其是急性 RVT 多见；肾皮-髓质相交时间延长、可同时有肾皮髓质分界模糊；慢性 RVT、肾静脉阻塞较严重的病例可见肾周侧支循环形成。此外，尚可见腹膜后血肿、肾筋膜增厚等征象。其中肾静脉内低密度充盈缺损是 RVT 的重要直接征象。

CT 血管造影诊断 RVT 的敏感性和特异性几乎为 100%，且可同时区分肾肿瘤和其他肾脏疾病。其不足之处在于具有放射性和造影剂的肾毒性。可结合临床，权衡利弊，选择应用。

（3）磁共振血管造影（MRA）：是诊断 RVT 的另一选择，可显示血流的高度对比、血管壁、肾及周围组织，并且可以清晰地描述解剖变异、血管移植、侧支循环及肿瘤血管的浸润等。其缺点在于费用高、在儿童及有禁闭症的患者需用局麻，敏感性和特异性较 CT 差。

（4）放射性核素肾扫描：肾静脉血栓形成时可表现为肾影增大，但灌注和吸收功能减低，肾静脉主干血栓形成时，可有近乎无灌注无功能的表现。

2.有创性检查

选择性肾静脉造影是确诊 RVT 的"金标准"，临床应用最为广泛。RVT 时主要表现为：管腔内充盈缺损或管腔截断。部分性主干内血栓可见不规则的充盈缺损位于管腔一侧。肾静脉小分支内的血栓常可导致完全性管腔阻断。典型血栓表现为杯口状缺损，凸面指向下腔静脉，远端小静脉分支常不能显示。

肾静脉造影因具有高辐射和需要静脉注射碘化造影剂，可引起肺栓塞、肺梗死；造影剂肾损害；穿刺部位血栓形成等并发症。故要操作规范、动作轻柔，尽量减少血管内膜损伤；造影前后行水化疗法以减少并发症的发生。

此外，数字减影血管造影（DSA）可减少造影剂用量，避免肾损害的发生，可选择应用。

六、诊断及鉴别诊断

根据上述 RVT 的常见临床表现和影像学检查，诊断一般不难。本病需与以下疾病相鉴别。

（一）肾动脉栓塞或血栓形成

肾动脉栓塞或血栓形成是指肾动脉主干及其分支内形成血栓以及管腔被血栓栓子或血液中的其他栓子所阻塞，导致肾动脉管腔狭窄或闭塞、肾组织缺血引起剧烈的腰腹痛、血压升高及肾功能减退等一系列临床表现的一种疾病。主要与血管壁病变、高凝状态有关,其栓子 90% 以上来自心脏。

(二)梗阻性肾病

其临床表现因病因、梗阻持续时间、梗阻的程度而异。伴有季肋部疼痛,顽固性或复发性尿路感染,感染性结石等;双侧梗阻可致慢性肾功能不全或无尿性急性肾衰。影像学检查可发现患肾增大及梗阻性肾积水。

(三)肾盂肾炎

以腰痛和血尿为主要表现的患者,易被误诊为肾盂肾炎。后者若为急性起病,多伴有尿路刺激症状、肋脊角压痛和全身感染性征象,血或中段尿细菌培养检出致病菌可资鉴别;若为慢性起病,影像学检查有局灶粗糙的肾皮质瘢痕,伴有相应肾盏变形,不难鉴别。

七、治疗

治疗方案与疗程关键取决于血栓形成时间和有无血栓栓塞事件,主要目的是保存肾实质和预防血栓栓塞现象的发生。对于已确诊的急性肾静脉血栓形成,其治疗包括针对引起 RVT 的原发病因的治疗(如原发性肾脏病、血容量不足、全身系统性疾病等)和针对血栓自身和(或)其并发症的治疗。

目前,急性 RVT 的治疗主要有抗栓治疗(包括抗凝和抗血小板)、溶栓及介入治疗和手术治疗 3 个方面,具体可结合临床病情制订个体化治疗方案。

(一)抗栓治疗

抗栓治疗包括抗凝和抗血小板。其中抗凝治疗是 RVT 首要和关键的治疗。无论急慢性 RVT 患者,一经确诊应立即给予抗凝治疗,急性患者抗凝后可阻止血栓扩展;慢性患者则能减少新血栓形成及肺栓塞的发生;且抗凝可改善蛋白尿及患侧肾脏功能。抗血小板聚集可防止新的血栓形成,延缓病情进展。

1.抗凝治疗

首选药物为肝素。常采用序贯疗法,即先用普通肝素或低相对分子质量肝素,后续口服华法林。

(1)普通肝素:即未分组肝素(unfractionated heparin,UFH)是一组相对分子质量不同的葡萄糖胺聚糖混合物,它与抗凝血酶Ⅲ结合灭活凝血酶而发挥抗凝作用。一般首剂以 5 000 U 经静脉快速推注,后以 18 U/(kg·h)连续经静脉泵入。每 6 小时检测一次活化部分凝血激酶时间(APTT)。当 APTT<45 秒

时,增加剂量 2～4 U/(kg·h);APTT＞71 秒时,减少剂量 2～3 U/(kg·h);一般 APTT 维持在 46～70 秒(即正常值的 1.5～2.3 倍),疗程 2～4 周。

长期应用肝素最常见的不良反应是导致血小板减少症,引起自发性出血,故有严重的出血性疾病、未控制的严重高血压、肝肾功能不全、活动性肺结核、孕妇等患者应慎用或禁用。肝素轻度过量,停药即可。若严重出血,可缓慢静脉注射硫酸鱼精蛋白来中和。

(2)低相对分子质量肝素(low molecular weight heparin,LMWH):因其生物利用度高、并发症少、皮下注射方便、效价比高而越来越受到青睐。常选择皮下注射,200～400 U/(kg·d),分 2 次皮下注射,疗程一般 2～4 周。用药过程也需监测 APTT,一般维持在正常值 1.5～3 倍。

在使用肝素 2～3 天后需加用华发林,在华法林替代肝素治疗时两者必须有用药重叠期,直至凝血酶原时间(international normalized ratio,INR)达标(2～3)。

(3)华法林:属双香豆素类抗凝药,主要通过拮抗维生素 K 起作用,使凝血因子Ⅱ、Ⅶ、Ⅸ、Ⅹ合成受阻,抑制血液凝固,为间接抗凝药。可口服给药,第 1 天用 10 mg,第 2 天用 5 mg,第 3 天后每天 2.5 mg,儿童可为隔天口服 2.5 mg。以后根据凝血酶原时间(PT)和 INR 来调整剂量,治疗期间 INR 应控制在2.0～2.5,华法林治疗至少 6～12 个月。

在应用华法林的过程中,应注意不可盲目或擅自停药,否则有再发急性血栓的可能。

抗凝治疗持续时间长短,取决于潜在高凝状态的存在时间。患者有潜在可逆的高凝状态时,应按标准化方案静脉注射肝素,后续口服华法林 3～6 个月;若患者高凝状态持续存在,或肾病综合征患者病情严重而尚未缓解(尤其是 MN 患者且血浆清蛋白＜20 g/L)应考虑长期甚或终身抗凝治疗。

2.抗血小板

抗血小板药物通过抑制血小板聚集和释放来防止血栓形成,常与抗凝药物配合使用。常用药物有阿司匹林、双嘧达莫、噻氯匹定等,临床可选择应用。

(二)溶栓及介入治疗

1.溶栓治疗

RVT 患者,在抗凝治疗同时加用溶栓治疗,可以更快、更彻底地清除血栓,恢复肾血流,保护患肾功能。溶栓是治疗急性 RVT 的关键,在 RVT 发病早期,尤其是血栓形成后 1～2 天内溶栓,疗效更为理想。

(1)溶栓治疗最常用的药物为尿激酶:是从尿中提取的一种肾脏制造的活性

蛋白酶。可直接激活纤溶酶原使其转化为纤溶酶。其血栓内浓度大于血浆,无抗原性,不良反应明显少于链激酶。静脉或局部给药均可。对于肾脏损害严重、全身抗凝治疗效果不明显、高度难治性水肿的肾病综合征患者导致的肾静脉血栓形成,推荐配合局部溶栓。

(2)链激酶:临床应用较早,是在培养溶血性链球菌时产生的一种蛋白质,通过与纤溶酶原形成复合物间接激活纤溶酶原,对血栓内纤溶酶与血浆中纤溶酶无选择性,虽然有出血、过敏等不良反应,但价格便宜,仍广泛用于 RVT 治疗。注射前可使用抗过敏药物和激素以防变态反应的发生。

(3)组织型纤溶酶原激活剂(tPA):是一种丝氨酸蛋白酶,居于血管内皮和组织中,是血栓选择性纤溶酶原激活剂,能将纤溶酶原转化为纤溶酶,溶解血栓。且不影响循环中的纤溶系统,为理想纤溶药物。可静脉全身给药,亦可局部输注。需要指出的是肾病综合征时因血浆纤溶酶原减少,导致 tPA 疗效降低,必要时宜同时输浓缩的纤溶酶原或新鲜血浆以提高疗效。对于肝素治疗效果不佳的 RVT 患者,也可试用 tPA 治疗。

此外,还应注意以下问题:①尽早用药,溶栓效果与血栓新鲜程度有关,一般血栓形成后 3~4 天可望溶解;②急性肾静脉血栓形成以局部溶栓效佳,尤以肾动脉插管局部给药疗效最好;③溶栓疗法为短程突击,急性血栓栓塞一般用药 1~3 天,多至一周,溶栓疗法结束后,应予抗栓治疗,以防血栓再发;④治疗过程中应注意监测凝血四项、纤维蛋白原水平及纤维蛋白降解产物等,以随时掌握机体纤溶和凝血状态,以防纤溶太过。

2.介入治疗

除包括上述的局部溶栓外,还包括血栓切除和置入下腔静脉滤网。

肾静脉血栓形成患者经足量抗凝治疗后无效;或有严重并发症,如肺栓塞;或影响到下腔静脉;双侧或孤立肾的肾静脉血栓形成导致急性肾衰;严重、持续的腰胁部疼痛而无明显缓解;有全身抗凝治疗禁忌证等,可以考虑行血栓切除术。

应注意无论血栓切除,还是溶栓治疗都不能单独进行,应同时配合全身性的抗凝治疗。

置入下腔静脉滤网是治疗肾静脉血栓形成的另一选择,主要目的是防止血栓脱落而造成致死率很高的肺栓塞。滤网分为临时性和永久性两种,一般采用经股静脉插管的方式,放置在肾静脉开口上方的下腔静脉内。

当 RVT 伴有以下情况,如:肾静脉血栓形成伴有静脉血栓栓塞;在抗凝基础上有再发的 RVT;有抗凝禁忌证,如出血、即将手术、血小板减少或有凝血;抗凝指标无法监测;应用肝素导致血小板减少症;伴有活动性的近端下腔静脉血栓等可考虑置入下腔静脉滤网在放置滤网后需长期或永久抗凝治疗。抗凝药物主要为华法林,临床应用中需监测凝血功能,防止出血并发症。

无论是置入永久性和临时性滤网,短期来看,都可以有效防止有症状的肺栓塞的发生;其长期疗效尚存在争议。

(三)手术治疗

手术治疗包括手术取栓或切除患肾。但随着抗凝、溶栓及介入治疗技术的发展,手术治疗已过时。仅在以下情况下可考虑手术,如:肾静脉主干内急性肾静脉血栓形成,经保守治疗无效者;双肾静脉血栓形成;肾衰竭且对抗凝治疗无反应;反复发生肺动脉栓塞;出现严重高血压、患肾感染等。

慢性或无症状性 RVT 患者的治疗主要是抗凝和治疗原发病,但应注意预防出血并发症。其抗凝治疗方案与上述急性 RVT 的抗凝治疗相似,一般用低相对分子质量肝素,经皮下注射 5 000 U/d,延用 2～4 周,后用华发林长期治疗,维持 INR 在 2.5 左右(2.0～3.0)。

对于新生儿 RVT,除非双侧肾静脉血栓形成和下腔静脉受累建议应用肝素外,40%的患儿单用支持治疗即可获得满意疗效。

八、预后及预防

急性肾静脉主干血栓可并发急性肾衰竭,预后较差。慢性肾静脉血栓形成常借助于侧支循环,肾静脉回流得以改善,预后较急性肾静脉血栓形成为佳。

此外,肾静脉血栓形成的预后还与多种因素有关,如发病时的基础肾功能水平、发病速度及侧支循环建立状况、健侧肾脏及血管状态、原发疾病的严重性及其进展过程、是否充分治疗等,其中发病时的基础肾功能水平对预后影响意义最大。患者死亡的常见原因有肾衰竭、再发的血栓栓塞和脓毒血症。

RVT 的预防主要是针对慢性患者。慢性 RVT 多继发于肾病综合征。肾病综合征时患者多有高凝状态,故主要是进行预防性抗凝治疗,同时应合理地使用糖皮质激素和利尿剂,防止医源性的肾静脉血栓形成。

第三节　肾静脉受压综合征

左肾静脉受压综合征又称胡桃夹现象（nutcracker phenomenon，NCP）是指左肾静脉（LRV）在经过腹主动脉与肠系膜上动脉之间的夹角时受到挤压，导致回流受阻，引起左肾静脉高压，以非肾小球源性的血尿和（或）蛋白尿、腰肋部疼痛不适等为主要表现的临床综合征。

一、病因及发病机制

解剖上，肠系膜上动脉从腹主动脉发出且与其形成 $45°\sim60°$ 的夹角，其间填充着肠系膜脂肪、淋巴结及腹膜等组织，左肾静脉需穿过此夹角，跨越腹主动脉的前方才能注入下腔静脉。

正常情况下，左肾静脉与下腔静脉间的压差<0.1 kPa（1 mmHg），任何原因导致的夹角变小，肾静脉受压、回流受阻，引起肾静脉高压［一般>0.4 kPa（3 mmHg）］，则可导致左肾静脉与尿液收集系统之间发生异常交通，出现血尿、蛋白尿等左肾静脉受压的表现。

NCP 据初始病因的不同分为前 NCP、后 NCP 及混合性 NCP。前 NCP 是由于先天性的肠系膜上动脉起源于腹主动脉时夹角过小，且急剧下降导致左肾静脉高压所致。后 NCP 则由于腹主动脉向后移位，导致左深静脉（LRV）走行于向后移位的腹主动脉与脊柱之间，从而受到挤压，引起 LRV 高压。混合性 NCP 时则是 LRV 前支受压于腹主动脉与肠系膜上动脉（SMA）之间，而后支则被腹主动脉和脊柱挤压。

NCP 的发生主要与肠系膜上动脉及左肾静脉异常有关。前者可能与起源异常（如起源位置低或始于腹主动脉侧部）、畸形或有异常分支有关；后者亦有起源和分支异常两种情况。

此外，左肾下垂导致 LRV 受牵拉，SMA 起源处有过多的纤维组织增生包绕也与 NCP 的发生有关。

二、临床表现

国内报道，本病好发于男性，男∶女为 25∶4，青春期好发，与身体发育迅速、体型变化较快有关。国外则多见于女性，发病高峰年龄在 $30\sim40$ 岁，尤其在身高超过平均值且身体虚弱的人更易发生。

临床主要表现为非肾小球源性的血尿,和(或)蛋白尿、左侧腰肋部疼痛不适等,多在运动、感冒及傍晚时加重。

部分患者可出现盆腔挤压综合征的表现,如痛经、性交不适及性交后疼痛,下腹痛,排尿困难、阴部及下肢血管静脉曲张及情绪异常等。

儿童及青春期的患者,因直立调节障碍可能出现全身症状,表现为晨起或直立后头晕、头痛、腹部隐痛、胸闷、心慌等,也可出现慢性疲劳综合征的表现。

三、辅助检查

辅助检查包括尿沉渣红细胞形态学检查、静脉尿路造影、膀胱内镜检查、选择性尿细胞学检查、彩色多普勒超声检查、CT 或磁共振血管成像检查、肾静脉和下腔静脉压的测定以及肾活检等。

对于检查方法的选择,应据临床表现来定,当患者有典型的腰腹痛及单侧血尿时,则需直接确定血尿原因;当患者无血尿或泌尿系统表现时则需要进一步检查以明确有无血管畸形。

彩色多普勒超声是疑有左肾静脉受压综合征患者的首选检查。需在肾门水平和左肾静脉穿越腹主动脉与肠系膜上动脉这两个水平面分别测定 LRV 横径及其血流速度,国外文献报道当两处所测的 LRV 横径超过 5 倍时则应疑诊 NCP,其敏感性在 78%,特异性可达 100%。

CT 或磁共振血管成像(CTA 或 MRA)也是诊断 NCP 的常用检查技术,两者可具体描述 LRV 及 SMA 和下腔静脉在解剖学上的结构。相比较而言,前者为无创性检查,但具有放射性;后者无放射性且可在不同层面进行扫描,可更加清晰的显示血管的走行及结构。

逆行肾静脉造影联合肾静脉与下腔静脉间压差测定被认为是诊断 NCP 的"金标准"。静脉造影可清晰的显示 LRV 狭窄处,LRV 和下腔静脉间压差正常在 $0\sim0.1$ kPa($0\sim1$ mmHg),当其压差 >0.4 kPa(3 mmHg)时,则利于确诊 NCP。

四、诊断

对于反复发作的肉眼血尿或无症状性镜下血尿,伴左侧腰部及腹部疼痛,均应考虑到本病的可能性。可根据具体情况选择相应辅助检查以明确诊断。

NCP 的诊断标准主要有以下几个方面:①膀胱镜检查确诊血尿来源于左侧输尿管开口;②尿中红细胞形态正常(均一型红细胞 $>80\%$);③尿 Ca^{2+} 排泄量正常,尿 Ca^{2+}/Cr<0.2;④彩色多普勒超声或 CT 等检查显示 LRV 扩张,平卧位

时 LRV 扩张段(a)与狭窄段(b)之比＞2,脊柱后伸 20 分钟后,a/b＞3;⑤LRV 与下腔静脉间的压差＞0.49 kPa(约 3.68 mmHg);⑥除外高钙血症、肿瘤、结石、感染、畸形等其他原因导致的非肾小球性血尿;⑦必要时行肾穿刺检查显示肾组织正常或轻微病变。多数学者认为符合前 4 条即可诊断 NCP。

需要指出的是对以血尿和蛋白尿并存的患者,即使影像学检查符合 NCP 的诊断标准,在作出诊断前也应慎重考虑。因血尿与蛋白尿并存的患者常伴有器质性肾小球疾病,故应慎重排除,同时要注意长期随访,密切监测病情变化。

五、治疗

本病目前尚无特异性的治疗方法。对于单纯性镜下血尿或间断性肉眼血尿的患者,若无明显疼痛且血红蛋白正常,可不予治疗,密切观察即可,大多数的青春期患者随着年龄的增长,侧支循环建立及 SMA 起始部周围脂肪组织的增加,从而使阻遏程度得以缓解,症状可自行消失。

对于血尿症状严重,甚至有贫血倾向,或因血凝块而引起腹痛的患者,可采用手术或介入治疗,解除 LRV 受压现象,缓解临床症状。

手术治疗主要包括 LRV 及 SMA 移位术。前者是在 LRV 注入下腔静脉处切开,修复下腔静脉同时在远离 SMA 处重新将 LRV 吻合于下腔静脉;后者手术原则与前者相同,也是将 SMA 起源于腹主动脉处切开后吻合于其下方,使之远离 LRV。

血管移位手术可以成功解除 LRV 受压,但可导致出血、血栓及肠麻痹等并发症,临床应注意积极处理。

介入治疗即血管内支架置入术,是在局麻下,经数字减影血管造影引导,将金属支架置入 LRV 狭窄处,同时将其边缘固定在下腔静脉,从而解除血管狭窄,缓解临床症状。血管内支架置入因可以引起纤维肌细胞增生,而纤维肌细胞增生可能导致血管阻塞,故其长期临床疗效尚待进一步评估,且行支架介入治疗的患者应长期进行抗血小板治疗。

中医学历史悠久,有自己独特的辨证治疗体系,认为 NCP 导致的血尿,属血证范畴,辨证多为血瘀,血瘀日久化热、灼伤血络导致出血;或瘀血阻络,致使血不循经、溢出脉外,故治疗多以清热凉血、活血止血为原则,方多以小蓟饮子和(或)四物汤加减治疗。

总之,左肾静脉受压综合征是青春期少年常见的血尿原因,临床多呈一良性经过,随着年龄增长,可以自行缓解,部分严重病例需行手术或介入治疗,但大多预后良好。

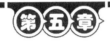

肾脏感染性疾病

第一节 急性肾盂肾炎

急性肾盂肾炎是由各种常见的革兰阴性杆菌或革兰阳性球菌引起的炎症性疾病,它是泌尿系统感染疾病之一。泌尿系统感染性疾病是内科疾病中最常见的感染性疾病之一。根据受侵犯的部位其分为上泌尿系统感染和下泌尿系统感染。前者包括输尿管炎,肾盂肾炎,肾多发性脓肿和肾周围脓肿;后者常包括膀胱炎和尿道炎。有时当泌尿系统感染后较难准确的界定发病部位,为此,总称尿路感染。

一、病因病机

(一)发病原因

1.尿路梗阻性疾病引发

如结石,肿瘤,前列腺肥大,尿道狭窄,术后输尿管狭窄,神经源性膀胱等引发的排尿不畅,细菌不易被冲洗清除,细菌在梗阻部位大量繁殖生长而引起感染。

2.泌尿系统解剖异常

如膀胱,输尿管反流证,输尿管,肾脏,肾盂畸形结构异常,尿液排泄不畅而致感染。

3.妇女易感因素

如妊娠期,月经期,产褥期等,由于妊娠早期孕酮分泌增加,使肾盂、肾盏、输尿管张力减退,妊娠后期扩大的子宫压迫输尿管,有利于细菌的繁殖。另外,分娩时膀胱受伤更易诱致上行性感染。

4.医源性作用引发

在疾病的诊治过程中,尿路手术器械的应用,膀胱镜检查逆行肾盂造影,妇科检查,留置导尿等易引起感染。

5.代谢疾病引发

最常见的是糖尿病患者引起的感染。因糖尿病糖代谢紊乱导致血糖浓度升高,白细胞功能缺陷,易于细菌生长繁殖,常易引起感染、肾乳头坏死、肾脓肿、肾盂肾炎。

6.其他因素

尿路感染是老年人的常见病,发病率仅次于呼吸道感染。其因是老年人的免疫功能低下,抗感染能力下降,特别是伴有全身疾病者,如高血压、糖尿病、长期卧床、营养不良等。更年期女性雌激素分泌降低;老年男性前列腺液分泌减少,因前列腺液有抗菌作用;老年性肾血管硬化;肾及膀胱黏膜相对处于缺血状态,骨盆肌肉松弛,局部黏膜血循环不良,使尿路黏膜抗病功能下降;老年人生理性口渴感下降,饮水量减少,尿路冲洗作用减弱;老年痴呆者,大小便失常,污染会阴等。

(二)感染途径与发病机制

1.上行性感染

绝大部尿路感染是上行性感染引发的。在正常人中,膀胱以上尿路是无菌的,后尿道也基本上是无菌的,而前尿道是有菌的。尿道黏膜有抵抗细菌侵袭的功能,且有尿液经常冲洗,故在正常情况下一般不会引起感染。当机体抵抗力下降,或外阴不洁,有粪便等感染,致病菌由前尿道通过后尿道、膀胱、输尿管、肾盂、只至肾髓质而引起急性肾盂肾炎。

2.血行感染

细菌从感染灶,如扁桃体炎,牙龈炎,皮肤等感染性疾病,侵入血液循行到肾脏,先在肾皮质引起多发性小脓肿,沿肾小管向下扩展,引起肾盂肾炎。但炎症也可从肾乳头部向上、向下扩散。

3.淋巴道感染

下腹部和盆腔的器官与肾,特别是升结肠与右肾的淋巴管是沟通的。当盆腔器官、阑尾和结肠发生感染时,细菌也可通过淋巴道进入肾脏而引发,但临床少见。

4.直接感染

如果邻近肾脏的器官、组织、外伤、或有感染时,细菌直接进入肾脏引发感染。

(三)尿路感染的致病菌

1.细菌性病原体

任何细菌侵入尿路均可引起感染,最常见的致病菌是革兰阴性菌。大肠埃希菌是最常见的致病菌,约占 90% 以上;也可见于克雷伯杆菌,产气杆菌等;其次是革兰阳性菌引起,主要是葡萄球菌和链球菌,约占 5%～10%;金黄色葡萄球菌较少见;腐生性葡萄球菌的尿路感染,常发生于性生活活跃的女性。妊娠期菌尿的菌种,以大肠埃希菌多见,占 80% 以上。

2.真菌性病原体

近年来真菌性尿路感染呈增多趋势,最常见的真菌感染由念珠菌引起。主要与长期应用糖皮质激素及细胞毒类药物和抗生素有关。糖尿病患者和长期留置导尿者也常见。

3.其他病原体

支原体、衣原体感染,多见于青年女性,一般同时伴有阴道炎。淋菌感染尿道致病也常见。另外,各种病毒也可能损害尿道感染。免疫缺陷患者,除上述病原菌外,尚可能有巨细胞病毒,或疱疹病毒感染。已有证明腺苷病毒是引发学龄期儿童出血性膀胱炎的原因,但对成年人损害较少。

二、临床表现

典型的急性肾盂肾炎起病急骤,临床表现有严重的菌尿、肾系和全身症状。常见寒战、高热、腰痛或肋脊角叩痛、尿频尿急尿痛的一组综合征。通常还伴有腹部绞痛,恶心,呕吐等。急性肾盂肾炎年龄多见于 20～40 岁的女性,50 岁以上的男性,女婴幼儿也常见,男女比约为 1:10。任何致病菌皆可引起急性肾盂肾炎,但绝大多数为革兰阴性菌,如大肠埃希菌、副大肠埃希菌等,其中以大肠埃希菌为多见,约占 60%～70%,球菌主要为葡萄球菌,但较少见。

严重的急性肾盂肾炎可引起革兰阴性杆菌败血症中毒性休克。急性肾乳头坏死和发生急性肾衰竭。或感染性病灶穿破肾包膜引起肾周脓肿,或并发肾盂积液。非复杂急性肾盂肾炎 90% 以上可以治愈,而复杂性肾盂肾炎很难彻底治愈,需引起重视。

(一)全身表现

(1)寒战高热:体温多在 38～39 ℃,也可高达 40 ℃,热型不一,一般为弛张热型,也可为间歇热或稽留热,伴有头痛,全身酸痛,热退时有大汗等。

(2)腰痛,腹痛,恶心,呕吐,食欲缺乏:腰痛为酸胀刺痛,腹痛常表现为绞痛,或隐痛不一,多为输尿管炎症刺激向腹股沟反射而致。

(3)泌尿系统症状:尿频、尿急、尿痛症状。

(4)体征:肾区叩击痛,肋脊角压痛等。

(5)严重者烦躁不安,意识不清,血压下降,休克表现等。

(二)辅助检查

1.尿常规检测

肉眼观察尿色不清,浑浊,少数患者呈现肉眼血尿,并有腐败气味。40%～60%患者有镜下血尿。多数患者红细胞 2～10 个/HP,少数患者镜下大量红细胞,常见白细胞或脓细胞,离心沉渣镜下＞5 个/HP。急性期常呈白细胞满视野,若见到白细胞管型则为肾盂肾炎,诊断提供重要依据。尿蛋白可见 24 小时蛋白定量＜1.0 g。

2.尿细菌培养

尿培养是确定尿路感染的重要指标。在有条件的情况下均应作尿细菌定量培养和药敏试验,中段尿培养,菌落数均$\geq 10^2$/mL 即可诊断为尿路感染。

3.血常规检查

急性肾盂肾炎白细胞可轻或中度升高,中性粒细胞可增多,并有核左移,红细胞沉降率可增快。急性膀胱炎时,常无上述表现。

4.肾功能测定

急性肾盂肾炎时,偶有一过性尿浓缩功能障碍,治疗后可恢复。在严重感染时,少数患者可见血肌酐升高,尿素氮升高,应引起重视。尿 N-乙酰葡萄糖苷酶和半乳糖苷酶多升高,尿 β_2-微球蛋白多升高,而下尿路感染多正常。

5.影像学检查

B 超检查,当急性肾盂肾炎多表现为不同程度增大或正常,回声粗乱,如有结石、肿瘤、脓肿、畸形、肾盂积脓等均可发现。

静脉肾盂造影、CT、等检查均可发现尿路梗阻或其他肾脏疾病。

三、诊断与鉴别诊断

(一)诊断

急性肾盂肾炎各年龄段男女均可发生,但常见于育龄女性。临床表现有两组症状群:①尿路局部表现,如尿频、尿急、尿痛等尿路刺激症状,多伴有腰痛,肾区压痛或叩击痛,或有各输尿管点压痛。如出现严重的腹痛,并向下腹部或腹股沟放射者,常提示有尿路梗阻伴感染。②全身感染表现,起病多急剧,寒战高热,全身酸痛不适,乏力,热退时大汗,约有10%的患者可表现为食欲减退,恶心呕吐,腹痛或腹泻等消化道症状。如高热持续不退者,常提示有肾脓肿和败血症和中毒性休克可能。常伴有白细胞计数升高和红细胞沉降率增快,一般无高血压表现,少数患者可有肾功能损害而肌酐升高。尿液外观浑浊,可见脓尿和血尿。但需注意部分患者临床表现与急性膀胱炎非常相似,有条件者应做定位确诊。另外,尿路感染也是小儿时期常见病。儿童急性感染多以全身症状为主,尿路刺激征随年龄增长逐渐明显。如反复感染者,多伴有泌尿系统解剖结构异常,应认真查找原因。

在经过对症及抗菌治疗后未见好转的患者,应注意做血尿细菌培养。如患者存在真菌的易感因素,尿中白细胞增多,而尿细菌培养阴性和(或)镜检有真菌者,应确诊真菌感染存在。导尿标本培养菌落计数在1 000/mL以上有诊断价值。如导尿标本不离心,每高倍视野找到1～3个真菌,菌落计数多在1.5×10^3/mL以上,其正确性可达到80%。血培养阳性有重要的诊断价值。血清抗念珠菌抗体的测定有助于诊断。

(二)鉴别诊断

有典型的临床表现及尿细菌学检查阳性者诊断不难。但在不典型的患者易误认为其他系统感染,应与以下疾病相鉴别。

1.其他发热性疾病

急性肾盂肾炎以发热等全身症状较突出者,但尿路的刺激症状不明显,常易与其他感染性疾病相混淆而被误诊,如流行性感冒、疟疾、败血症、伤寒等,如能详细询问病史,注意尿路感染的局部症状及肾区叩击痛,并作尿沉渣和细菌学检查,不难鉴别。

2.腹部器官炎症

部分患者急性肾盂肾炎表现为腹痛、恶心、呕吐、白细胞增高等消化道症状,而无尿路感染的局部症状,常易被误诊为急性胃肠炎、急性胆囊炎、阑尾炎、附件炎,但注意询问病史及尿沉渣镜检尿细菌培养不难鉴别。

3.肾结核

以血尿为主而伴有白细胞尿及尿路刺激征,易被误诊为肾结核,应予以排除。肾结核的主要表现,尿路刺激征更为明显,晨尿结核菌培养可阳性,而普通细菌培养阴性;尿沉渣可找到抗酸杆菌;尿结核杆菌DNA可阳性,部分患者可有肺、附睾等肾外和低热等表现。但需注意肾结核常与普通菌感染并存,如普通感染经抗生素治疗后,仍残留有尿路感染症状和尿沉渣异常者,应高度注意肾结核的可能性。

4.非细菌性尿道综合征

尿路刺激症状明显,但反复多次尿检及清洁中段尿培养均为阴性,多数患者不发热,体温正常。尿道刺激综合征的病因尚不明确。

四、诊断标准

(一)尿路感染的诊断标准

(1)正规清洁中段尿(要求尿液停留在膀胱中 4 小时以上)细菌定量培养,菌落数≥10^5/mL,2 天内应重复培养 1 次。

(2)参考清洁离心中段尿沉渣检查,白细胞>10 个/HP,或有尿路感染症状者。

(3)或做膀胱穿刺尿培养,如细菌阳性(不论菌落数多少)也可确诊。

(4)做尿培养计算有困难者,可用治疗前清晨清洁尿(中段)(尿停留在膀胱4~6 小时以上)正规方法的离心尿沉渣革兰染色找细菌,如细菌>1/油镜视野,结合临床泌尿系统感染症状也可确诊。

(5)尿细菌数在 10^4~10^5/mL 之间者应复查。如仍为 10^4~10^5/mL,需结合临床表现来诊断或做膀胱穿刺尿培养来确诊。

(二)急性肾盂肾炎的诊断标准

结合尿路感染,尿检查阳性者,符合上述尿路感染标准者并有下列情况。

(1)尿抗体包裹细菌检查阳性者多为肾盂肾炎,阴性者多为膀胱炎。

(2)膀胱灭菌后的尿标本细菌培养结果阳性者为肾盂肾炎,阴性者多为膀胱炎。

(3)参考临床症状:有寒战、发热、体温>38 ℃,或伴有腰痛、腹痛、肾区叩击痛或压痛,尿中有白细胞尿和管型者多为肾盂肾炎。

(4)经治疗后症状已消失,但又复发者多为肾盂肾炎(多在停药后 6 周内);用单剂量抗生素治疗无效,或复发者多为肾盂肾炎。

(三)与慢性肾盂肾炎鉴别诊断

(1)尿路感染病史在 1 年以上,经抗菌治疗效果不佳,多次尿细菌定量培养均阳性或频频发作者,多为慢性肾盂肾炎。

(2)经治疗症状消失后,仍有肾小管功能(尿浓缩功能)减退,能排除其他原因所致的慢性肾盂肾炎。

(3)X线造影证实有肾盂肾盏变形,肾影不规则,甚至缩小者,或B超检查肾、肾盏回声粗糙不均,或肾略有缩小者为慢性肾盂肾炎的表现。

五、治疗

因急性肾盂肾炎未能得到彻底痊愈时,或反复发作时,可终致慢性炎症,致肾衰竭日趋严重。为此,对于初发的急性肾盂肾炎或慢性尿路感染急性发作表现为急性肾盂肾炎患者,尽其找出基础原因,如结石、肿瘤、畸形等梗阻病因及感染致病菌,力求彻底治疗。

(一)一般治疗

(1)感染急性期:临床症状明显时,以卧床休息为主,尤其在急性肾盂肾炎发热时,更需卧床休息。

(2)去除病因:如结石、输尿管狭窄、前列腺肥大、尿反流、畸形等。

(3)补充水分:摄入充分的水分,给予易消化又富含维生素的食品。

(4)排空尿液:定时排空尿液,减轻膀胱内压力及减少残余尿,减轻膀胱输尿管反流。

(5)讲卫生:注意会阴部清洁卫生,定期清洁坐浴,避免上行性感染。

(二)抗生素的应用

由于新的更为有效的抗生素不断问世,治疗尿路感染的效果不断提高。在临床中应合理选择使用以达到疗效最好,不良反应较小目的,需注意以下原则:

仅治疗有症状的细菌尿,使用抗生素最好行清洁中段尿培养,根据药敏结果选用抗生素。若发病严重,在来不及做尿培养时应选用对革兰阴性杆菌有效的抗菌药物,氨苄西林加氨基苷类加他唑巴坦。轻者可用复方磺胺甲噁唑、喹诺酮类、氨曲南等。在治疗72小时无效者,应按药敏结果用药。由于第一代头孢类如氨苄青霉素耐药菌球明显增加,故不宜作为治疗尿路感染的一线药物。复方磺胺甲噁唑和喹诺酮类对大多数尿感细菌敏感,可作为首选药物治疗。第三代头孢类如亚胺培南和氨基苷类抗生素可作为复杂性尿感的经验用药。氨基苷类抗生素有肾、耳毒性,一般采取单剂注射后,改为其他抗生素口服,可达到保持其疗效而减少不良反应。

联合用药:在病情较轻时,可选用一种药物。因病情危重,或治疗无明显好转,(通常24～36小时可好转),若48小时无效,病情难于控制,或有渐进加重时,采用药物或应用两种以上药物联合治疗。在联合用药时应严密检测观察肾功能的变化,年龄、体质和药物的相互作用,严重者取静脉给药和肌内注射为主,轻症者多采用内服给药。抗菌药物的应用通常为2～3周。若尿菌仍为阳性,应4～6周疗程。若积极的治疗后仍持续发热者,应注意肾盂积脓或肾脏肾周脓肿的可能。

第二节　慢性肾盂肾炎

慢性肾盂肾炎是指肾脏肾盂由细菌感染而引发的肾脏损害和由此产生的疾病。病程常超过6～12个月以上,具有独特的肾脏、肾盂病理改变。表现复杂,症状多端。若尿路感染持续反复发作半年以上,呈持续性或间断性菌尿,同时伴有肾小管间质持续性功能和结构的改变,即可诊断为慢性肾盂肾炎。慢性肾盂肾炎如不彻底去除病因和积极治疗,可进一步发展而损伤肾实质,出现肾小球、肾小管间质功能障碍,而致肾衰竭。其所致的肾衰竭占慢性肾衰病例总数的2%。

一、病因病机

(一)病因病机

尿路具有抵抗微生物感染的能力,其中最重要的作用是尿液冲刷的作用。如果这种作用受到影响而减弱,而容易引发细菌感染,难于控制而迁延不愈,反复发作。最终导致肾脏永久性损害。影响减弱尿路抵抗力的因素多为复杂因素。而在尿路无复杂情况下则极少发生慢性肾盂肾炎。

慢性肾盂肾炎多发生于尿路解剖结构异常,和异物长期阻塞。功能发生改变情况下,微生物尿路感染者,其细菌性尿感是在尿路解剖异常、异物长期阻塞、功能改变基础上发生的。引发慢性肾盂肾炎的因素有3种:①伴有慢性反流性肾盂肾炎(即反流性肾病);②伴有尿路梗阻的慢性肾盂肾炎(慢性梗阻性肾盂肾炎,如结石、肿瘤、前列腺肥大、膀胱源性、输尿管狭窄、尿道狭窄等);③为数极少的特发性慢性肾盂肾炎(即发病原因不明确者)。

(二)病理改变

慢性肾盂肾炎的病理改变除慢性间质性肾炎改变外,同时还有肾盏肾盂的炎症纤维化及变形。主要有肾盏肾盂的炎症表现,肾盂扩大,畸形,肾皮质及乳头部有瘢痕形成,肾脏较正常缩小;双侧肾的病变常不对称,肾髓质变形,肾盂肾盏黏膜及输尿管增厚,严重者肾实质广泛萎缩;光镜下肾小管萎缩及瘢痕形成,间质可有淋巴、单核细胞浸润,急性发作时可有中性粒细胞浸润;肾小球可正常或轻度小球周围纤维化,如有长期高血压,则可见肾小球毛细血管硬化,肾小囊内胶原沉着;其中肾盂、肾盏扩张或变形是慢性肾盂肾炎的特征性表现。

二、临床表现

慢性肾盂肾炎临床表现多隐匿,病程较长,缠绵不愈,反复发作。根据临床表现可分为两种类型。

(一)尿路感染表现

多数感染的症状不太明显,但有轻度尿频,排尿不适,腰部轻度隐痛或困重,下腹隐痛不适感,但更为常见的为间歇性、无症状性细菌尿和(或)间歇性低热。

(二)慢性间质性肾炎损害的表现较突出

如尿浓缩功能减弱出现多尿,夜尿增多,尿比重或渗透压下降,脱水等。由于肾小管重吸收钠的能力下降而致低钠;并发生肾小管酸中毒和高钾血症;并可有肾性糖尿(血糖不高)和氨基酸尿;当炎症渐进侵犯肾实质时,可出现高血压、水肿、肾功能障碍。各种肾脏疾病的晚期,均可有上述表现。但在慢性肾盂肾炎或反流性肾脏病时,这些表现出现的早,通常在血肌酐 $200\sim300~\mu mol/L$ 时已出现。

(三)特发性慢性肾盂肾炎

特发性慢性肾盂肾炎为数少的特发性慢性肾盂肾炎。

(四)实验室检查

1.尿检验

与一般间质性肾炎相同,但可间歇出现真性细菌尿;白细胞尿,或偶见白细胞管型;这是与一般间质性肾炎相鉴别所在。尿细菌培养可能阴性;在急性发作时,与急性肾盂肾炎表现相同,但尿培养多有真性细菌尿。慢性肾盂肾炎尿 β_2-微球蛋白常增高;尿蛋白通常不超过 1.0 g/24 h,少数患者尿蛋白量 24 小时超过 3.0 g 以上者,常提示预后不佳,或提示非本病的可能。

2.血生化检查

通常肾小管尿浓缩功能减低,可有尿钠、尿钾排出增多,代谢性酸中毒。尿少时血钾常增高,晚期出现肾小球功能障碍,血尿素氮、肌酐增高,肾小球滤过率下降,并导致尿毒症。

(五)影像学检查

1.X 线检查及 CT 检查

两项检查,同时做肾盂静脉造影,诊断价值颇高。可以发现显示局灶的粗糙的皮质瘢痕,伴有邻近的肾盏变钝,或呈鼓槌状变形;肾盂扩大,积水等变形现象;发现瘢痕具有特征性意义。双肾病理变化多不对称。

2.B 超

有一定的诊断价值,无创伤而操作简便,表现肾皮质变薄,回声粗乱,肾盂肾盏扩张,积水等。彩超检查多表现血流不畅,肾内血管粗细不等,双侧肾大小不等,表面不平。

三、诊断与鉴别诊断

本病常隐匿发病。少数有急性肾盂肾炎既往史,尿路感染的反复发作史,多在 1 年以上。一般多在泌尿系统解剖异常或功能异常基础上发病。各种原因的尿路梗阻,或膀胱输尿管反流。如结石、肿瘤、输尿管狭窄、前列腺肥大增生;或放疗等因素引发的尿道狭窄。也可仅有尿路感染的病史,而无细菌学检查的证据。持续性肾小管功能损害,对诊断有参考价值。而影像学的改变是诊断的关键,如肾盂静脉造影、B 超检查,显示局灶粗糙的肾皮质瘢痕,伴有相关肾乳头收缩,肾盏扩张变短。瘢痕常见于上下极,当久治不愈时,可出现夜尿增多,水肿,贫血,高血压及肾功能不全,主要体征有肋脊角压痛或双肾叩击痛等。

(一)诊断

1.反复发作型

该类型为典型的慢性肾盂肾炎,患者经常反复发生尿路刺激症状,伴有菌尿,白细胞尿,常有间歇性低热和中等热,肾区钝痛,诊断多不困难。

2.长期低热型

患者无尿路刺激症状,仅有较长时间低热,头晕,疲乏无力,体重减轻,食欲减退等一般症状,易误诊为神经性低热,结核病或其他慢性感染性疾病。

3.血尿型

少数患者以反复发作性血尿为特征,尿色略红而浑浊,多伴有腰脊酸痛,有轻度的尿路刺激症状,血尿可自行缓解。

4.无症状性菌尿(也称隐匿型菌尿)

患者既无全身症状,又无尿路刺激症状,而尿中常有多量的细菌,少量白细胞,偶见白细胞管型,此型多见于妊娠妇女及女孩。

5.高血压型

患者既往可有尿路刺激感染的病史。但临床表现是以头昏、头痛及疲乏为特征的高血压症状;或偶尔检查发现有高血压;而无尿路刺激症状,可间歇性菌尿。因此极易误诊为特发性高血压病。

本病是急进型高血压的基础病之一,当遇有青壮年妇女患高血压者,应考虑到慢性肾盂肾炎的可能,患者可伴有蛋白尿和贫血,肾小球滤过率降低。

(二)鉴别诊断

有典型的临床表现及尿细菌学检查阳性者,诊断不难。但在不典型的病例中,易误诊为其他疾病。诊断和漏诊的原因主要是对本病的临床表现多样化认识不够,对本病的流行病学及易感因素注意不够。以及未及时的做影像学检查及实验室检查有关。主要应与以下疾病相鉴别。

1.非细菌性尿道综合征

患者有尿频、尿急、尿痛等排尿困难的症状,少数伴有下腹隐痛不适,但尿常规检验多无明显变化。尿培养多阳性,或菌落计数多$<10^4/mL$,又称尿频-排尿困难综合征;也称症状性无菌尿;急性尿道综合征。

2.肾结核

如尿道刺激症状逐渐加重时,伴有低热、盗汗,应考虑肾结核。同时肾结核多伴有生殖器结核,如附睾和睾丸,或有其他系统结核病史者。而且血尿多与尿路刺激同时出现。而膀胱炎时,血尿为"终末血尿"。尿结核菌阳性,影像学检查多有帮助。

3.慢性肾小球肾炎

本病无尿路刺激症状,无白细胞管型,或白细胞、尿菌阴性,尿蛋白含量多,常>1.0 g/24 h,肾小球功能损害较明显。

4.慢性肾盂肾炎的急性发作与急性肾盂肾炎

慢性肾盂肾炎急性发作,常有慢性肾盂肾炎的病史。而急性肾盂肾炎无慢性病史,而急骤发作,不难鉴别。

四、诊断标准

(1)尿路感染病史 1 年以上,而且经常反复发作。

（2）持续性细菌尿,尿白细胞或白细胞管型。

（3）X线造影或B超证实,有肾盂变形,肾影不规则,瘢痕形成,回声粗糙不均双肾形态不一致。

（4）经治疗症状消失后,仍有肾小管浓缩功能减退者,夜尿多,尿比重下降,肾小球滤过率下降。

五、治疗

对本病的治疗目的纠正尿路异常或反流,和控制感染,防止肾功能进一步恶化。选择对细菌敏感、毒性较小的抗生素,疗程要长,避免使用具有肾毒性药物。

（一）一般治疗

注意个人卫生,保持会阴清洁;摄入充足的水分,避免便秘;定期排空膀胱尿液,睡前排空膀胱以减轻膀胱内压及减少残余尿。注意休息,防过度疲劳;适当参加劳作和运动。

（二）去除诱因

因本病迁延不愈,是有复杂因素的;因此要注意复杂因素的存在,如结石、输尿管反流、输尿管狭窄,尿道狭窄,前列腺增大,和耐药细菌的存在等。此类因素应寻求外科治疗,只有去除了复杂因素,尿路感染才易控制痊愈。

（三）抗生素治疗

选择抗生素时,最好清洁中段尿细菌培养后做药敏试验,选择对细菌敏感的抗生素。如果需在培养结果前应用抗生素,需选择广谱抗生素和耐敏的抗生素,如氨苄西林、氨基苷类、他唑巴坦、复方磺胺甲噁唑等,疗程4～6周,以免复发。

（四）控制高血压

应引起重视的是慢性肾盂肾炎患者常引起高血压。而高血压又可进一步加重肾损害,因此,应严密控制高血压,尽量把血压控制在 17.3/10.7 kPa(130/80 mmHg),可有效保护靶器官。

（五）对症治疗

控制清除体内感染病灶,如前列腺炎、慢性妇科炎症,对肾功能不全者,按肾功能不全治疗。注意维持体内水、电解质和酸碱平衡。

第三节 肾 结 核

肾结核是结核杆菌引起的慢性、进行性、破坏性的肾脏感染性病变。肾结核是全身结核的一部分,绝大多数继发于肺结核。原发病灶多在肺部,其次为肠、骨关节和淋巴结,其感染传播途径主要是体内结核病灶中结核菌播散至肾脏,属继发性结核。肾结核往往在肺结核发生或恢复多年后,才出现肾结核临床症状。肾结核约占肺外结核的 $8\%\sim20\%$。

一、病因病机

(一)感染途径

肾结核的病原体是结核分枝杆菌,感染途径包括血源性感染,淋巴管播散和直接蔓延,尿液上行性达到肾脏。其中血行感染是公认的最主要的途径。原发病灶几乎都在肾脏,其次为附睾、女性生殖器附件、淋巴、骨关节等,偶见继发于腹膜和全身粟粒性结核。

(二)发病机制

原发性的病灶结核杆菌经过血行等途径进入肾脏,主要在肾小球的毛细血管丛中形成多发性结核病灶,几乎都在肾皮质。常无症状,不易发觉,多数可自愈,此属肾皮质病理性结核。如果机体免疫力较强时,双侧肾皮质结核可完全自愈,不会发展为临床结核。

当机体免疫功能下降时,病灶不愈合,随之结核杆菌经肾血管侵犯肾髓质,则多为单侧发生。如病变未得到控制而进行性发展,可致肾乳头溃破、坏死,病变蔓延至肾盏,形成空洞性溃疡。病变可随尿液直接向下蔓延,可直接引发输尿管、膀胱结核。随淋巴管或肾盂播散,可累及全肾,有时病灶可发生纤维化、钙化,可引起肾小盏颈部瘢痕狭窄,使肾盏形成闭合性脓腔,使病变加速发展,成为无功能脓肾。病变直接扩展至肾同时,可发生肾周围寒性脓肿。肾结核灶的钙化多呈散在性结核灶,也可使全肾成为弥漫性钙化肾。

当输尿管狭窄时,可引起尿流梗阻,而发生肾盂积水或积脓。膀胱结核可引起黏膜小溃疡和结节,肌层纤维化可引起膀胱容量减少,如膀胱三角区病变严重时,可使输尿管口狭窄或闭锁。尿道也可因结核发生狭窄,排尿困难。

二、临床表现

肾结核发病多隐匿,潜伏期可达 20 年之久,病变过程非常缓慢,病变主要在肾脏。但病肾本身症状并不多见,多数都表现为尿频、尿急、尿痛的下尿道刺激症状。由于双肾病灶发展不同步,故临床上 90％患者表现为单侧肾结核。

肾结核多在肺结核发生或恢复多年后才出现症状。由于耐药结核菌的产生与扩展,再则由于抗结核药物易引发肝肾损害等不良反应,部分患者不能坚持长疗程治疗,所以肾结核目前较为常见。

肾结核好发于成年人,多见于青壮年,男性稍多于女性,但幼年和老年也可发生。肾结核的临床表现与病变侵犯的部位及组织损害的程度不同而不同。病变的初期,病灶局限,仅在尿检时有异常变化。尿镜检白细胞、红细胞增多,尿中可找到结核杆菌,当侵犯输尿管、膀胱、尿道时,则有一系列症状出现,其主要表现有以下几点。

(一)全身症状及体征

由于肾结核是全身结核传播其中的一个部位,为此当结核进展严重而典型时,即可出现结核病变的全身表现。如乏力、盗汗或自汗、低热、食欲缺乏、消瘦、精神不佳等。

肾结核进展严重时可出现脓肾,肾脏体积增大而致腰部疼痛,肾区压痛,叩击痛,肾区包块、肿胀等。

(二)尿道刺激症状

当病变蔓延到下尿路时,膀胱尿道黏膜出现结核性炎症时,可出现尿频、尿急、尿痛、脓尿、血尿、耻骨弓上或下腹部隐痛、灼烧等不适感。上述刺激症状是肾结核、膀胱结核最主要也是最早出现的临床症状。

(三)血尿

血尿是肾结核第 2 个主要症状,发生率 70％～80％。少数患者可出现肉眼血尿,多数为镜下血尿、全程血尿和终末血尿交替出现,常与尿路刺激症状等同时出现。

(四)脓尿

脓尿的发生率约 20％～30％。由于局部组织的破坏,干酪样坏死组织随尿路下行而致尿液浑浊不清,尿常规可见大量脓细胞。

（五）其他

肾结核如果是继发于其他系统部位者，可出现其他系统结核病证的表现。如淋巴结肿大、溃破、窦道形成，骨结核的冷脓肿，男性生殖系统结核的附睾、睾丸肿痛或结节，肺结核的胸痛、咳嗽、咯血、盗汗等症状。

三、辅助检查

（一）尿液检查

1.尿液常规检查

新鲜尿液呈酸性，是肾结核尿液的特点。含有少量蛋白（±～＋），大多数患者可有镜下血尿和脓尿，但是在发生混合性感染时，尿液可呈碱性反应。镜下可见大量白细胞。

2.尿沉渣抗酸杆菌检查

留清晨第一次尿或留 24 小时尿做直接涂片，抗酸染色后做抗酸杆菌检查，阳性率可达 50％～70％。但应注意由于肾结核杆菌常呈间断少量从尿中排出，为此应多次反复检查。其次约有 12％的假阳性，主要因包皮垢杆菌、非典型分枝杆菌污染尿液而导致假阳性，故不能依靠一次阳性结果确立诊断。故阳性结果仅有参考意义，不能作为确诊依据。

3.尿结核杆菌培养

对肾结核的诊断有决定性作用，其阳性率可达 90％以上。由于肾脏排菌是间断性的，所以应连续培养 3 次以上；再则尿结核杆菌培养，应在抗菌治疗前进行培养，时间又过长，需 1～2 个月才能得到结果，操作较难，时间过长，不太适应。

4.尿结核菌动物接种检查

进行豚鼠接种，其结果诊断价值极高，可作为诊断依据，其阳性率高达 90％以上，需 2 个月得出结果，时间长。

（二）血液检查

1.红细胞沉降率

因肾结核是一种慢性消耗疾病，红细胞沉降率常增快，无特异性，是检查有无结核的一种常用筛选方法，有参考价值，即使红细胞沉降率正常也不能排除结核存在。

2.肾功能检查

血尿素氮、肌酐、尿酸测定。在单侧肾脏患有结核时，而另一侧肾正常，肾功能可代偿,检查肾功能正常。当累及双肾病变较严重时,上述项目常增高。肾功能检查虽说不是肾结核的直接诊断依据,但对治疗和预后和严重程度有非常重要价值,故需做常规检查。

3.血结核菌抗体测定(PPD-IgG)

阳性者表示有过结核菌感染。

4.分枝杆菌抗体测试

在结核活动期,结核病患者呈阳性。

(三)影像学检查

1.X线胸片检查

X线片可发现肺有结核陈旧性病灶。

2.X线腹部平片

X线片可见肾外形增大,或呈分叶状,晚期可缩小,钙化。4.5%～31%可显示肾结核特征性改变,片状、云絮状或斑块状钙化灶,分布不规则,不定型,常表现局限于一侧肾脏。若钙化遍及结核肾全部时,甚至输尿管时,即形成所谓的"自截肾"。早期诊断价值不大,约40%无异常X线表现。

3.B超检查

由于肾脏病理改变结构不同,所以轻中重度损害者图像表现各异。

(1)囊肿型,肾包膜很不规则,肾实质和肾窦区有一个或多个大小不等的无回声区,边缘不规则,内有云雾状光点回声,囊壁厚薄不均,甚至呈锯齿状,囊内壁有不均的斑片状强回声。

(2)积水型,肾包膜不规则,肾盂肾盏扩张,其内为无回声区,如同肾积水。但积水型肾结核内壁多呈粗糙不整,边缘回声增强。可见输尿管受累,增粗,僵硬,管腔狭窄,管壁增厚,粗糙,回声增强。

(3)积脓型,肾轮廓明显增大,包膜欠光滑,局部凹凸不平,皮质肿胀,回声低,肾盂肾盏明显扩张,边界模糊,其内弥漫分布云雾状细光点,或粗大斑片状回声。

(4)炎症萎缩型,肾脏明显缩小,包膜不规则,皮髓质分界不清,回声粗糙混乱,多为单侧肾脏病变,如为双侧病理表现大小变形,回声多有异差。可与慢性肾衰竭的肾形变化相鉴别。

(5)钙化型,肾包膜不规则,皮质区可见多个大小不等形态不规则的团块,与斑片状强回声。

(6)混合型,肾脏大小不等表示不光滑,肾实质内回声粗乱,可见多个无回声区及斑片状强回声,肾盂肾盏分离可伴输尿管扩张。目前由于超声波检查技术的提高,是一种无创伤简便易行,较准确的诊断方法。

4.膀胱镜检查

此项检查是诊断泌尿系统结核重要诊断方法。在膀胱镜的直观下,可以发现膀胱内典型结核,黏膜被破坏的改变而确立诊断。同时又可取病理组织进行病理检查和细菌培养。再则,又可通过膀胱镜两侧输尿管插管做逆行造影,以确诊双侧输尿管肾盂的病理改变情况和严重程度。在行膀胱镜检查时,有严重的膀胱刺激征时和膀胱过于缩小,容量过于少时不宜做此项检查。

5.静脉肾盂造影(IVP)

通过此项检查,可以发现肾脏的病理改变和肾功能情况。在肾实质有明显病理改变时,IVP可在63%～90%的病例中发现异常改变。最先出现肾盏变钝,肾乳头和肾小盏的病变为杯口模糊,毛糙不整,如虫蛀样变,瘢痕形成,使肾小盏变形、缩小或消失。肾乳头空洞,干酪样病灶,可有散在钙化影。肾集合系统狭窄,皮质瘢痕和充盈缺损等。晚期可见整个肾钙化(自截肾),多个肾盏不显影或大空洞。如果全肾被破坏形成脓肾,肾功能丧失时,造影检查患肾不可显影。如输尿管被结核破坏时,可呈管壁不规则,管腔粗细不匀,狭窄而失去正常的弯曲度和弹性而呈现串珠样特征性改变。当IVP发现空洞形成和尿路狭窄时,是诊断肾结核强有力的证据,可与肾结石、肾瘤、单纯性肾积水、反流性肾病相鉴别。

6.CT检查

肾脏CT检查,诊断肾结核是一项重要的手段。简便易行,又无创伤,并可与其他肾脏病相鉴别。CT诊断肾结核可以清晰地观察到扩大的肾盏、肾盂、空洞、钙化、纤维化、管壁增厚的肾盂及输尿管,并可观察到肾的大小和肾实质的厚度和结核的破坏程度,了解肾周围组织结构变化,有助于肿瘤、结石、畸形等疾病的鉴别诊断。

四、诊断与鉴别诊断

肾结核发病多隐匿,常易被医患忽视,除详细追访病史,接触史,家族史及临床理学检查外,应做进一步检验室及光学检查,一般确诊并不难。

(1)慢性膀胱刺激症状渐渐加重,经抗生素治疗效果不佳。

(2)血尿普通细菌多次培养阴性者。

(3)有肾外结核,尿检查有血尿者;男性附睾、精囊、前列腺发现有硬结者。

(4)有低热,肾区隐痛,压痛,叩击痛者。

五、鉴别诊断

需与肾肿瘤、尿路结石、尿路畸形等合并感染相鉴别,及慢性肾盂肾炎鉴别诊断。

六、诊断标准

(1)多发生于 20～40 岁进行性尿频、尿急、尿痛、脓尿、血尿,严重者可导致尿失禁。

(2)尿常规检查呈酸性尿,有少量白蛋白,有红细胞或脓细胞,普通细菌培养阴性。

(3)24 小时尿沉渣可找到抗酸杆菌。

(4)膀胱镜检查,可见一侧输尿管口附近黏膜充血,或有结核结节,溃疡,严重者可有膀胱黏膜广泛充血,结构不清。

(5)肾盂造影,可见肾盏边缘如柱状或空洞形成,晚期患侧可不显影,对侧肾和输尿管有积水现象。

(6)可伴有生殖系结核,或并存有其他器官结核。有不明原因的血尿或脓尿,有膀胱刺激症状者,在除外引起膀胱炎的明显原因后,应考虑肾结核的可能。

(7)B 超、CT 检查,有扩大的肾盏、肾盂、空洞钙化及肾实质等的变化。

(8)尿培养结核杆菌,若在使用抗结核药前反复送尿培养阳性者。

七、治疗

对于肾结核的治疗,需重视对患者的全身整体综合调治,和局部病变情况相结合的全面考虑,以选择最合理的治疗方案,持续长疗程彻底治疗。

(一)一般治疗

以休息为主,适当地运动锻炼,加强营养食品的摄入,保持心情舒畅乐观态度。

(二)抗结核化学药物治疗

药物治疗的原则,早期联合用药适量、规律、疗程要长,或在全疗程中使用药敏感的药物,彻底治疗。因最常见的治疗失败的原因是,未有按规律用药而治疗不充分而致。

1.抗结核药物治疗指征

(1)临床前期肾结核。

（2）局限在一组大肾盏以内的单侧或双侧肾结核。

（3）孤立肾肾结核。

（4）伴有其他部位的活动性结核。

（5）双侧肾结核不宜手术者。

（6）肾结核伴有其部位严重疾病不宜手术者。

（7）手术前后的治疗。

2.抗结核药的选择

首选第一、第二线药物。而第三线药物只有在第一、第二线药物无效或产生耐药时才考虑应用。目前认为异烟肼、利福平、吡嗪酰胺、链霉素是抗结核要点第一线药物。常用抗结核药物介绍如下。

（1）异烟肼:抑制结核菌 DNA 的合成,杀菌力强,不良反应小,吸收快,70% 从肾脏排出,常用每天剂量 300 mg,一次口服。偶见周围神经炎,可加服维生素 B_6,无周围神经反应时不必用,因其可减低异烟肼的疗效。一般疗程为 6～12 个月。

（2）利福平:是利福霉素半合成衍生物,为广谱抗生素,作用机制为抑制菌体 RNA 聚合酶,常与异烟肼联合应用,每天用量为 450～600 mg,一次口服。偶有消化道反应,短暂性肝功能损害,血小板减少和间质性肾炎。

（3）吡嗪酰胺:能杀灭巨噬细胞内酸性环境中的结核杆菌,每天剂量 1.5 g,分 3 次口服。不良反应可见肝损害而出现黄疸和转氨酶升高,偶见高尿酸血症、关节痛、胃肠不适反应。

（4）链霉素:为广谱氨基苷类抗生素,有杀灭结核杆菌作用。能干扰结核菌酶活性,阻碍其蛋白合成。在尿 pH 在 7～7.8 时作用最强,pH＜6.0 时作用明显减弱。如同时服用碳酸氢钠碱化尿液,可增强其疗效。每天肌内注射 1.0 g,如肾功能减退者,或 50 岁以上患者,可每天量 0.5～0.75 g。不良反应有口麻,使用中可渐渐消失。主要的不良反应可致听神经损伤而出现耳鸣、耳聋,肾功能严重损害者忌用。其他氨基苷类抗生素如卡那霉素、卷曲霉素等虽有抗结核作用,但效果不如链霉素。

（5）乙胺丁醇:对结核杆菌有抑菌作用,与其他抗结核药联用时,可减少其他药物的耐菌作用。该药吸收及组织渗透性较好,每天剂量 25 mg/kg,一次口服,8 周后改为 15 mg/kg,不良反应小,剂量过大时可引起球后视神经炎,视力减退,视野缩小,中心盲点等,停药后可恢复。

（6）对氨基水杨酸钠:为抑菌药,能加强链霉素、异烟肼抗结核菌作用。用量为每天 8~12 g,分 3~4 次口服。不良反应为胃肠道不适、恶心、呕吐、腹泻等,餐后服用可减少反应,也可每天 12 g 加入 5%葡萄糖 500 mL 静脉滴注。

(三)外科治疗

虽然抗结核药物治疗肾结核可使绝大部分肾结核患者完全控制治愈,但仍有少部分患者化疗仍不奏效,仍需外科手术进行全肾切除术、肾部分切除术及肾病灶清除术。

肾 衰 竭

第一节 急性肾衰竭

急性肾衰竭(acute renal failure,ARF),简称急性肾衰,是临床常见的一种综合征。是由于各种原因引起的双肾排泄功能在短时间内(数小时或数天)肾小球滤过率下降至正常值50%;代谢迅速减退,氮质废物堆积体内;水、电解质、酸碱平衡紊乱失调;血肌酐和尿素氮进行性升高(通常血肌酐每天可上升 88.4~176.8 μmol/L,尿素氮上升 3.6~10.7 mmol/L),常伴有少尿或无尿,预后情况各异。

急性肾小管坏死导致的急性肾衰,临床上常表现为少尿期、多尿期及恢复期3个阶段。急性肾衰也有尿量不减少者,称为非少尿型急性肾衰。

一、病因病机

(一)病因分类

急性肾衰竭可见于各种疾病,尤其常见于内科、外科和妇产科疾病。不同原因所致急性肾衰发病机制不同,临床表现及治疗预后也不尽相同。如及早诊断和治疗,则肾功能可完全恢复。若病情严重,诊治不及时,或并发多脏器功能衰竭,病死率很高。

按发病因素将急性肾衰竭可分为 3 类:即肾前性急性肾衰竭、肾实质性急性肾衰竭、肾后性急性肾衰竭。

1.肾前性急性肾衰竭

由于肾前因素而致机体有效微循环血容量减少,肾血流量灌注不足引起来的急性肾功能损害,肾小球滤过率降低,肾小管对尿素氮、水和钠的重吸收相对增加,使血尿素氮升高,尿量减少,尿比重增高,多见于下列情况。

（1）血容量不足：多种原因的失血，体液丢失，如严重的外伤，外科手术，烧伤，呕吐，腹泻，大量腹水，大量运用利尿剂等。

（2）有效循环血容量减少：常见于肾病综合征，肝功能衰竭，大量应用血管扩张药或麻醉药物等。

（3）循环功能不全：见于充血性心力衰竭，心源性休克，严重心律失常，心脏压塞等。

（4）肾脏血流动力学的自身调节紊乱：见于血管紧张转换酶抑制剂，前列素抑制剂等的应用导致肾血流量灌注不足。

2.肾实质性急性肾衰竭

由于各种肾脏实质性病变或肾前性肾衰发展而导致的急性肾衰竭。

（1）肾小管疾病：急性肾衰由肾小管疾病导致者占 40%～60%，其中以急性肾小管坏死（ATN）最为常见。病因可分为两类，即肾毒性物质或肾缺血而致，如药物、造影剂、重金属、有机溶剂、生物毒素，以及血管内溶血，血红蛋白尿，胆红素尿，轻链蛋白及高钙血症均可引起肾小管损伤，导致急性肾衰。

（2）肾小球疾病：任何原因引起急性肾小球肾炎综合征，如各型急进型肾小球肾炎、急性肾小球肾炎、狼疮性肾炎等。

（3）急性间质性肾炎：药物过敏，如青霉素类、利福平、磺胺类等，严重感染休克败血症所致。

（4）肾小血管和微血管疾病：如原发性或继发性坏死性血管炎，恶性高血压肾损害，妊娠高血压综合征，溶血性尿毒症综合征，产后特发性急性肾衰竭等。

（5）肾动静脉阻塞：常见于肾脏的双侧或单侧肾动脉或肾静脉血栓形成，或胆固醇结晶栓塞，夹层动脉瘤出血压迫肾动脉，导致急性肾衰竭。

（6）某些慢性肾脏疾病：在某些诱因作用下，如感染、心力衰竭、尿路梗阻、使用肾毒性药物、水电解质紊乱等，使肾功能急骤减退，导致急性肾衰竭。

3.肾后性急性肾衰竭

由于各种原因引起的急性尿路梗阻，下尿路梗阻使上尿路压力升高，形成大量肾积水而压迫肾实质，使肾功能急骤下降，常见于结石、前列腺肥大、尿道狭窄、神经源性膀胱、肿瘤、血块堵塞、各种原因引起的输尿管狭窄等。

（二）发病机制

急性肾衰是由于多种病因及多种因素参与，常是多种因素综合作用的结果。目前尚无一种学说能完全解释各种急性肾衰病机。现在大多数学者认为：着重于肾缺血或肾中毒引起肾小管损伤学说。

1.肾小管损伤

当肾小管急性严重损伤时,由于肾小管阻塞和肾小管基底膜断裂,引起肾小管内液反漏入间质,从而引起急性肾小管上皮细胞变性坏死,肾间质水肿,肾小管阻塞,肾小球有效滤过率下降。

2.肾小管上皮细胞代谢障碍

肾小管上皮细胞的代谢障碍,导致肾小管上皮细胞坏死。

3.肾血流动力学的改变

肾缺血和肾毒素的作用致血管活性物质释放,引起肾血流学动力改变,导致肾血液灌注量不足,肾小球滤过率下降而致急性肾衰。

主要的血管活性物质有肾素-血管紧张素系统、前列腺素、儿茶酚胺、内皮素、心钠素、抗利尿激素、血管内皮舒张因子、肿瘤坏死因子等。

4.缺血再灌注损伤

肾缺血再灌注损伤主要为氧自由基及细胞内钙含量超负荷,使肾小管上皮细胞内膜脂质过氧化增强,导致细胞功能紊乱,以致细胞坏死。

5.表皮生长因子

肾脏是体内合成表皮生长因子的主要部位之一,但对肾脏的修复与再生起重要作用。急性肾衰时由于肾脏受损,使表皮生长因子合成减少。在恢复期,肾小管上皮细胞的表皮生长因子及其受体数量明显增多,血肌酐和钠滤过分数下降,提示表皮生长因子与肾损害修复有关。

二、临床表现

(一)病史

急性肾衰竭常继发于各种严重所致的周围循环衰竭,严重的肾脏疾病或肾中毒,尿路梗阻等疾病,但也有个别病例无明显的原发病。

(二)尿量变化

急骤地发生少尿,严重者可无尿(<500 mL/24 h),也有个别病例多尿表现,如处理得当,数天或数周出现多尿期。

(三)尿毒症症状

患者可不同程度出现腰痛,软弱无力,食欲缺乏,或口中有氨臭味,甚至可出现胸闷气短,烦躁不安,嗜睡,意识障碍等。

(四)水、钠潴留

由于少尿可出现水肿,或全身水肿、高血压、肺水肿、呼吸困难、咳血泡沫痰、两肺布满湿啰音,合并脑水肿者甚至可见嗜睡、躁动、惊厥、昏迷等。

(五)电解质紊乱酸碱失衡

高钾血症可见胸闷,肢体麻木,心率缓慢,心律失常,室颤,停搏;酸中毒出现,恶心呕吐,呼吸深大。

三、诊断

由于引起急性肾衰竭各种疾病,致病因素多种多样而各有很大差异,在治疗手段上也有很大不同,为此诊断与鉴别诊断的确切是否,给予有效治疗正确与否直接关系到患者的肾功能恢复。虽然约有 $70\% \sim 80\%$ 的肾功能急性衰竭,是由急性肾小管坏死引起的,但也不能主观、简单地做出诊断,所以面对急骤发生少尿和迅速发生氮质血症患者,必须尽可能明确病因,作出正确判断,才能采取相应治疗,消除逆转急性肾衰。

(一)病史

常继发于各种严重的疾病所致的周围循环衰竭和肾中毒后,如外伤、烧伤、呕吐、腹泻、脱水,严重细菌感染,药物中毒等。原有肾小管、肾小球、间质性肾病、尿路梗阻性疾病等。

(二)体征

少尿型急性肾衰,可有明显的体征,酸中毒,及神经系统改变,如昏睡、烦躁、意识模糊、呼吸深长、血压下降、腰痛等。

(三)实验室检查与其他检查

1.尿液分析

尿液分析对肾前性和肾小管坏死的急性肾衰竭有重要意义,包括尿常规镜检、尿比重、渗透压、肾衰指数、排泄分数等。

2.尿酶的测定

如 N-乙酰 B 氨基葡萄糖苷酶(NAG);r-谷氨酰转肽酶(r-GT)等均可显著升高。因这些酶来之于肾脏,尤其是肾小管,当肾脏肾小管受损时,尿酶被大量释放入尿液中,故尿酶增多。这是肾脏,尤其是肾小管损伤的重要指标。在检查尿酶留取标本时应注意生殖腺分泌物污染。因这些污染物中酶含量较高,易影响结果的准确性。

3.血液检验

血肌酐、尿素氮急骤上升,β_2-微球蛋白增高,肾小球滤过率下降。

(四)指甲、头发肌酐测定

由于指甲和头发的生长都需要相对较长时间,因此,取修剪下来的指甲头发,检测肌酐值,将其与血肌酐值相对照,有一定临床意义。

一般若指甲或头发肌酐正常,而血肌酐升高,则提示急性肾衰竭。若指甲或头发肌酐及血肌酐均升高,则提示慢性肾衰竭。

(五)肾脏影像学检查

1.彩色 B 超检查

彩色 B 超检查为最常规检查,简便易行,诊断意义大,一般急性肾衰双肾体积增大,肾实质及皮质增厚,肾脏血流动力学改变受阻;诊断肾动脉狭窄和肾脏缺血性灶病变有重要意义。鉴别肾前性急性肾衰和急性肾小管坏死,当急性肾小管坏死时,肾阻力指数(RI)明显升高;当肾前性肾衰不缓解时,RI 进行性升高,而且临床约一半的急性肾小球肾炎、急性间质性肾炎、狼疮性肾炎患者的 RI 升高。

彩色 B 超并可诊断肾后性引发急性肾衰竭,如对双侧肾积水、结石、肿瘤、前列腺肥大、膀胱源性潴留等尿路梗阻性疾病做出较确切的诊断。

2.CT、MRI 检查

通过体层扫描检查肾脏,可发现肾脏的形态大小,组织结构是否异常,如肾积水、肾周脓肿、肿瘤,对适宜肾静脉造影患者,增强扫描能辨认肾血管,判断肾静脉血栓形成及肾动脉狭窄,主要应用于肾性和肾后性的急性肾衰竭的诊断。

四、鉴别诊断

对急性肾衰竭的诊断,首先应明确是否为 ARF,当确认为 ARF 时应鉴别病因,病理性质,是否于肾前性、肾性或肾后性,应采取排除法。因这 3 型的治疗原则大不相同且预后各异,为此鉴别诊断十分重要,以求最佳治疗方案。常需与以下疾病鉴别。

(一)肾前性氮质血症与急性肾小管坏死鉴别诊断

肾前性急性肾衰竭,常由肾外因素引起的周围循环衰竭,肾脏血流灌注不足,而导致肾小球滤过率急剧下降而发病。此时肾脏本身无器质性病变,而是处于一种应激反应状态。

较常见的有:各种原因引发的休克,失钠失水,失血,充血性心力衰竭和严重的肝脏疾病等。但若这种肾前性氮质血症状态持久不能缓解,肾血流量持续灌注不足,时间＞2小时时,则可能发展至急性肾小管坏死(ATN)。

两者治疗上截然不同,肾前性氮质血症,需要大量补液补血。而急性肾小管坏死,应严格控制输入液量,以防止急性心力衰竭、肺水肿、水中毒。尿的检查指标可以帮助进一步鉴别,所以鉴别是否肾前性氮质血症与急性肾小球坏死非常重要。

(二)肾后性氮质血症与急性肾小管坏死的鉴别诊断

肾后性氮质血症又称急性阻塞性肾病,如果及时解除梗阻,肾功能可迅速得到改善,如长期梗阻超过几个月,则可造成不可逆的肾脏损害,如详细询问病史和结合临床检查并不难诊断。如临床有导致阻塞的原发病因病史,如结石、肿瘤、前列腺肥大、骨盆外伤史、尿道损伤、尿道感染狭窄、宫颈、阴道、会阴放疗后损伤尿道,长期有排尿不利异常者。脊柱外伤,膀胱源性等。通过临床影像学检查多可确诊。

(三)急性肾小管坏死诊断依据

(1)既往无肾脏病史,此时发病,有引起急性肾小管坏死的病因,如,肾缺血、中毒等。

(2)经补液扩容后尿量仍不增多。

(3)指甲、头发肌酐检验在正常范围。

(4)B超检查显示双肾增大或正常。

(5)多无严重的贫血,只呈中度贫血,但应除外失血和溶血所致贫血。

(6)血尿素氮、肌酐迅速升高,肌酐清除率较正常值下降50％以上。

(7)排除肾前性和肾后性氮质血症和其他因肾脏疾病引起的急性肾衰。

(四)与肾小球疾病,肾间质疾病及肾血管疾病等肾脏本体引起急性肾衰竭鉴别诊断

1.肾小球疾病所致的急性肾衰竭

尿蛋白(＋＋＋)～(＋＋＋＋),24小时尿蛋白多超过2.0 g,多伴血尿,红细胞管型、颗粒管型,伴有高血压、水肿、原发性肾小球炎所致的急性肾衰,常见于新月体肾炎、重症急性肾小球肾炎及IgA肾病。继发性肾小球疾病,见于系统性红斑狼疮,过敏性紫癜性肾炎等。

2.急性间质性肾炎

有可疑药物应用史,有过敏表现,如皮疹、发热、血IgE升高、尿中白细胞增多、尿蛋白轻微,血尿及红细胞管型尿少见,常表现尿糖阳性,血糖正常。

3.肾血管性疾病

如急性双侧肾静脉血栓形成,双侧肾动脉闭塞,经彩色多普勒,肾血管造影,可确诊。

4.微小血管炎致急性肾衰

临床呈急性肾炎综合征表现,尿蛋白(＋＋＋)～(＋＋＋＋),伴血尿及红细胞管型尿,原发性小血管炎 ANCA 常阳性,继发性血管炎多见于系统性疾病,如系统性红斑狼疮。

5.其他

如肾小管内盐类结晶,肝肾综合征,移植肾排异等,可根据病史和其他相应实验室检查,诊断不难。

对于急性肾衰竭需及时判断病因,以及及时采取正确的治疗方案,有时也不容再等待复杂的各项检查结果。况且有些医院不具备相应的检查条件,故详细地询问病史,仔细的体格检查,往往简单的试验检查,如血尿常规及血肌酐、尿素氮等结果进行分析,绝大多数病例可以做出 ARF 的病因诊断。

五、病理诊断

在肾脏疾病中,ARF 起病急骤,病因复杂而各异,在临床初步诊断的基础及时治疗,常可很快恢复或延缓进展,如误治失治,有相当数量的患者可在短时期内死亡或进展为慢性肾衰竭而影响预后,为此在有条件的情况下和患者病情允许的条件下,应及早进行病理检查。肾活检在 AFR 的诊断和治疗中具有很主要的位置,对判断病因和病变性质、轻重程度、预测转归,指导、确立治疗方案有着重要意义。

六、诊断标准

(一)急性肾衰竭诊断标

(1)常继发于各种严重疾病所致的周围循环衰竭或肾中毒后,但也有个别病例可无明显的原发病。

(2)急骤地发生少尿(＜400 mL/24 h),但也有非少型表现者,在个别严重病例(肾皮质坏死)可表现无尿(＜100 mL/24 h)。

(3)急骤发生和与日俱增的氮质血症。

(4)经数天至数周后,如处治恰当,会出现多尿期。

(5)尿常规检查,尿呈等张(比重 1.010～1.016),蛋白尿[常为(＋)～(＋＋)]尿沉渣检查常有颗粒管型、上皮细胞碎片、红细胞和白细胞。

(二)急性肾小管坏死临床分期

急性肾小管坏死,临床通常分为少尿期、多尿期、恢复期3个阶段。

1.少尿期

突然出现少尿(尿量<400 mL/d)或无尿(尿量<100 mL/d),同时伴有氮质血症、电解质紊乱、酸碱平衡失调,一般少尿期持续2～3天到3～4周,平均10天左右。

2.多尿期

少尿期后,尿量逐渐增多,6～7天后尿量可多达3 000～5 000 mL/d,血尿素氮、血肌酐开始下降,氮质血症症状改善。多尿期因大量水分及电解质随尿排出,可出现脱水和低血钾、低血钠等电解质紊乱情况。

3.恢复期

多尿后肾功能逐渐恢复,血尿素氮、血肌酐降至正常范围。

(三)病情分级标准

1.参照中华人民共和国原卫生部1993年《中药新药治疗急性肾衰竭的临床研究指导原则》分类

(1)重度:血肌酐>884 μmol/L,血尿素氮>24.99 mmol/L。

(2)中度:血肌酐为442～884 μmol/L,血尿素氮为14.28～24.99 mmol/L。

(3)轻度:血肌酐为176.8～442 μmol/L,血尿素氮为7.14～14.28 mmol/L。

2.按每天血尿素氮增加数值分类

(1)重度:每天血尿素氮增加>10.71 mmol/L。

(2)中度:每天血尿素氮增加5.355～10.71 mmol/L。

(3)轻度:每天血尿素氮增加<5.355 mmol/L。

七、治疗

(一)防治急性肾衰竭出现

在未进入临床ARF之前,就应充分认识到可能导致ARF发生的诱因,并采取有效的防范措施,这是最有效预防ARF发生的方法。

1.积极控制感染

对机体不同系统的感染,尽早作出确诊,选择有效的抗生素治疗,防治中毒休克。

2.及时纠正血容量

急性缺血性 ARF 在发病初期,多数伴有血容量不足而引发休克,如外伤、产伤、呕吐、腹泻、烧伤等失血失液,应及时纠正补充血液及胶体、晶体液,以纠正血容量不足,是至关重要的一环。这即是治疗措施,也是诊断手段。如难于判断血容量是否充分时,应参考尿比重和尿渗透压指标,80％的患者可明确诊断。另外,还有部分病例可能正处于肾前性 ARF 向肾性过渡阶段,此时,还要防止补充容量过度,而发生肺水肿,心力衰竭。在扩容时,严密观察血压、脉搏、呼吸、尿量、尿比重等情况。

3.利尿剂的应用

如经过补充容量,若此时尿量仍少于 30 mL/h,可用 20％甘露醇 250 mL 静脉推注(15～20 分钟)。甘露醇可降低入球小动脉阻力,由于渗透性作用,使血浆水分增加,使肾小球毛细血管内胶体压降低,增加小球有效滤过压,减轻肾小管或间质水肿,临床上可产生渗透性利尿效果。如果仍无效,不主张重复应用,因甘露醇可导致肺水肿,并可能使肾功能恶化。

呋塞米的应用:早期应用呋塞米,有预防发生 ARF 的作用。呋塞米可使扩张的肾内血管前列腺素合成增加,使肾血流重新分配。通过排钠利尿,减轻肾小管肿胀,去除肾小管的阻塞。通常首剂 100 mg 静脉注射,4 小时后再给 200～400 mg,如仍无尿,再重复应用或增加剂量。

4.血浆代用品及抗胆碱药物的应用

如低分子右旋糖苷,本品能提高血浆胶体渗透压,吸收血管的水分而补充血容量,维持血压;并能使已经聚集的红细胞和血小板聚集降低,血液黏滞性从而改善微循环,防止休克后期的血管内凝血;抑制凝血因子Ⅱ的激活,使凝血因子Ⅰ和Ⅷ活性降低,及其抗血小板作用均可防止血栓形成,尚具有渗透性利尿作用。静脉滴注后立即开始从血流中消除,$t_{1/2}$约 3 小时,临床常用于各种休克的治疗。除补充血容量外,能改善微循环和组织灌注,可用于失血、创伤、烧伤、感染中毒性休克等,还可早期预防因休克引起的弥散性血管内凝血等。

山莨菪碱(654-2)注射液:本品为阻断 M 胆碱受体的抗胆碱药,可使平滑肌明显松弛,并能解除血管痉挛(尤其是纵血管),同时有镇痛作用,注射后迅速从尿中排出,适用于感染中毒性休克。

上述两种药物的应用方法:低分子右旋糖苷 250～500 mL(儿童不超过 20 mL/kg),加入山莨菪碱注射液 20～40 mg,抗休克时滴注速度为 20～40 mL/min,在 30～60 分钟可滴注入 500 mL。随时观察尿量,如尿量逐渐增多时,可缓慢滴注。疗程和用量视病情而定,通常每天 1 次或 2 次,或隔天 1 次。

当初次应用右旋糖酐时需做皮试,如果有过敏体质或皮试阳性者禁用。偶有变态反应,如皮疹、哮喘、热源反应而寒战高热,如发现立即停用,对症治疗。用量过大时可致出血。血尿、经血增多、鼻血、皮肤黏膜出血等,有充血性心力衰竭者禁用。

5.高能物质的应用

ATP 等高能物质对 ARF 的肾脏有保护作用,输入 ARF 患者体内 ATP 和 Mg^{2+},可使肾小管濒临死亡的细胞恢复功能。Mg^{2+} 可防止 ATP 的脱氨和去磷酸化作用,从而使体内 ATP 维持较高水平,Mg^{2+} 也有助于维持细胞结构。

(二)一般治疗

1.休息

对所有的 ARF 患者,在少尿期或无尿期应绝对卧床休息,多尿期应注意水分的摄入,注意室内空气流通。恢复期在室内适当活动,仍需注意过度疲劳。

2.营养治疗

急性肾功能不全者,多数存在着营养不良状态,而且在发生 ARF 后,在多种因素作用下可出现高分解状态,也可加重营养不良,可以增加患者的病死率。且合并其他合并症的概率增高,所以在 ARF 的患者营养治疗中显得尤为重要。

尤其是在机体受到严重打击后,如复杂的外科手术、脓毒血症、复合性创伤和大面积烧伤,在以上情况下出现的 ARF 都有高分解代谢改变。为此,营养治疗显得非常重要。营养支持治疗可以在 ARF 患者中促进肾脏功能的恢复,静脉滴注氨基酸治疗可以使患者的临床症状和代谢紊乱得到显著改善,静脉给予高张糖和必需氨基酸可以减慢肾功能的恶化,并减少对透析的需要。而且胃肠外营养可以导致患者血清钾和磷的下降。另外,在肾脏替代疗法时,可适当提高蛋白质的入量及注意维生素和微量元素的补充。

从营养的补充途径而言,口服是营养补充的最安全、最简便的途径,但对于不能进食口服的 ARF 患者,一般可采用鼻饲,胃肠外营养及静脉疗法等。

(三)对致病因素的控制

(1)积极纠正水、电解质、酸碱失衡。

(2)严格控制感染,选择敏感有效的抗生素。

(3)及时纠正休克,补充血容量,或用药物纠正。

(4)消除病因或诱因,脱离、排除毒性损害,禁用肾毒性药物。

(5)及早治疗原发病,如肾后性、梗阻性疾病,采用外科及内科措施。

(四)急性肾衰竭的透析时机

因内外学者一般认为:在没有出现临床并发症之前即开始透析,或早期预防性透析是有益的。因为发生 ARF 的年龄不同,原发病不一,病情复杂多变,生理功能紊乱差异较大,内科治疗效果及预后差异较大。医者应详细分析病情的发展,严密观察应用药物等综合治疗。不可逆转者应及时进行血透治疗,防止并发症的产生和加重病情进展。为保持机体内环境的稳定,肾替代疗法具体标准如下。

(1)少尿:24 小时<500 mL;无尿:24 小时<100 mL 者。

(2)高血钾 K^+>6.7 mmol/L。

(3)严重酸中毒 pH<7.1。

(4)氮质血症 BUN>30 mmol/L。

(5)肺水肿。

(6)尿毒症脑病。

(7)尿毒症心包炎。

(8)尿毒症神经病变或肌病。

(9)严重的血钠异常 Na^+<115 或>160 mmol/L。

(10)高热。

(11)存在可透析性药物过量。

(五)非少尿型急性肾衰竭治疗

临床上很多少尿型 ARF 的早期不表现非少尿型,只不过非少尿期存在时间较短,或被忽视。急性间质性肾炎并发的 ARF,20%～60% 为非少尿型。在 ATN 中,由肾毒性引起的 ARF,11%～25% 为非少尿型,造影剂引起的占 12%。非少尿型 ARF 也分肾前性、肾性和肾后性。非少尿型 ARF 的肾功能 ATN 菊酚清徐率降低,肾小管功能均比肾前性差,但优于少尿型 ATN,临床症状,需要透析人数、平均住院日也比少尿型好。

非少尿型 ARF 很少有水潴留,从临床症状和生化检查指标上看也较轻。多数患者不用透析,肾功损害可以恢复。如果要透析治疗,应注意不要除水或少除水,必要时在透析治疗中需输液以补偿强迫超滤的液体丢失。

另外,注意病因治疗和对症治疗,临床护理等。

第二节　慢性肾衰竭

慢性肾衰竭(chronic renal failure,CRF)简称慢性肾衰,是由多种原发性或继发性慢性肾脏疾病共同的归宿,是一组进行性肾单位毁损。从而使肾脏组织结构变化,排泄功能、内环境的稳定功能、内分泌功能及其他内脏组织功能损害,及由此产生的代谢紊乱和临床症状为特征的综合征。本病是严重危害人类健康和生命的常见病,近年来患病率明显上升。早期确诊,早期防治各种慢性肾脏疾病尤为重要。

一、病因病机

(一)病因

慢性肾衰竭的发病是由多种因素引起的,一般分为原发性肾病、继发性肾脏疾病及其他疾病所致。

1.原发性肾病

慢性肾小球肾炎在原发性肾病中最为常见,其次为肾小管间质性肾炎,遗传性肾病。

2.继发性肾病

全身系统性疾病和中毒等因素导致的肾脏继发性损害,如糖尿病、系统性红斑狼疮、过敏性紫癜、痛风病、长期高血压、肾血管性疾病、多种药物性肾损害、尿路结石、肿瘤、狭窄、前列腺肥大等梗阻性疾病。

3.其他

血容量的改变,如呕吐、腹泻、失血及手术、烧伤等因素导致血容量减少休克,肾脏血流灌注不足,感染性休克致肾脏血流灌注不足等因素。

(二)慢性肾衰竭渐进性发展加重因素

慢性肾衰竭进展的因素是多方面的,与肾脏病本身的基础病发展有关,也与其他某些因素有关。

1.高血压

高血压是导致肾小球硬化或残余肾单位丧失的主要因素之一。是影响肾功能进展的主要因素。高血压不仅可加速肾功能损害的进展,而且还可损害心、脑周围血管等靶器官,从总体上影响患者的预后。如原发性高血压、肾性高血压、肾血管性高血压、内分泌性高血压均可加速肾功能损害的进展。

2.蛋白尿的作用

肾小管液中过多的白蛋白,转铁蛋白等均可导致肾小管中产生有害物质,如氧自由基、补体、趋化因子等而致肾小球、肾小管损伤;也可刺激肾内生长因子分泌,引起肾小球细膜细胞增殖,或间质纤维细胞增殖,致细胞外基质增多,促进肾小球硬化或间质纤维化的发展。故临床应重视蛋白尿的诊断和控制,通过蛋白定量的测试结果来判断蛋白尿的严重程度。

3.高蛋白饮食

试验研究及临床观察显示,高蛋白饮食可引起肾小球高滤过,肾小管高代谢,蛋白尿增加,氮质血症及肾组织损伤加重,是导致慢性肾衰进展的重要因素之一。高蛋白饮食可引起试验动物肾组织内血管紧张素Ⅱ及某些生长因子的表达上调,引起肾组织某些固有细胞的凋亡和其他损伤。

4.尿毒症毒素的作用

某些尿毒症毒素如甲基胍、酚类、甲状旁腺激素、AGE等对肾脏组织具有损害作用。也是慢性肾衰竭病程进展的因素之一。由于CRF时$1,25-(OH)_2D_3$的缺乏,低钙血症、高磷血症等因素,可致继发性甲状旁腺功能亢进的发生,过多的甲状旁腺激素可引起软组织转移性钙化,致肾小管上皮细胞内钙沉着过多,引起肾小管间质钙化致肾单位损伤。

5.高脂血症的作用

高胆固醇血症可引起肾小球系膜细胞和内皮细胞的损伤,一定浓度的氧化低密度脂蛋白可刺激系膜细胞分泌细胞外基质,或诱导肾小球系膜细胞凋亡。

6.慢性缺氧

有学者提出"慢性缺氧学说",慢性缺氧可激活肾衰动物肾组织,如血管紧张素Ⅱ和某些生长因子的表达增强,诱导细胞外基质增多,故可促进肾小管间质损伤,在肾组织硬化或纤维化过程中起着重要作用。

7.肾小球后缺血

近年肾小球后缺血在肾间质纤维化中的作用已引起重视,有关试验研究表明,球后缺血与肾小管萎缩、间质纤维化关系密切。

8.其他因素

贫血、营养不良也可能在CRF的病程中起一定作用。过度疲劳、情志激动、烟酒嗜好,均可引起血管紧张素的分泌增加、血压升高、肾血流灌注不足,皆可促使慢性肾衰的进展。

(三)病理机制

慢性肾衰竭进展的机制研究已取得了不少进展,学者们提出了不少学说。如健存肾单位学说,矫枉失衡学说,肾单位高滤过学说,肾单位高代谢学说,脂质代谢紊乱学说,尿毒症毒素学说,营养缺乏学说,某些血管活性物质、细胞因子和生长因子在 CRF 中的进展作用等。

1.肾单位高滤过和高代谢作用

有学者研究认为,CRF 时残余肾单位,肾小球出现高灌注和高滤过状态,是导致肾小球硬化和残余肾单位进一步丧失功能的主要原因之一。由于高滤过作用,可促进系膜细胞增殖,和基质的增加,导致微动脉瘤的形成,内皮细胞损伤和血小板聚集增强,炎性细胞浸润,系膜细胞凋亡等,所以进一步引发肾小球硬化发展,肾单位损伤进一步加重。另一方面脂质代谢异常,也参与肾小球硬化过程,引起肾小球系膜和内皮细胞的损伤。其机制与过程与中大动脉粥样硬化机制相似。

肾小管高代谢时 CRF 残余肾单位肾小管代谢亢进,使肾小管萎缩,间质纤维化和肾单位进行性损害的重要因素之一。高代谢致肾小管氧消耗增加和氧自由基增多,小管内液 Fe^{2+} 的生成和代谢酸中毒,所引起补体旁路的激活和膜攻击复合物的形成,均可造成肾小管-间质损害。

2.肾小球系膜细胞作用

肾小球或肾小管上皮细胞表型转化的作用,近来研究表明肾小球系膜细胞、肾小球或肾小管上皮细胞的表型转化,在肾组织硬化或纤维化过程中起着重要作用,甚至起关键作用。其因是,在某些生长因子、细胞因子等的刺激或诱导下,肾间质成纤维细胞可转变为肌成纤维细胞。为此,肾间质肌成纤维细胞增多是间质纤维化的重要标志之一。此外,肾小球肾小管上皮细胞转化,在局灶节段性或球性肾小球硬化中均起重要作用,是评估肾功能损害发展趋势和预后的重要指标之一。

3.细胞因子、生长因子的作用

近年研究表明,某些生长因子、细胞因子和某些炎症介质或化学趋化因子,均参与肾小球间质的损伤过程,并在促进细胞外基质增多中起重要作用,从而促进肾小球硬化肾间质纤维化过程。

4.血管活性物质及醛固酮的作用

肾组织内某些血管活性物质,如血管紧张素Ⅱ,内皮素均参与肾小球、肾小管-间质的损伤过程。在 CRF 中时,这些物质不仅在增高肾小球内压力,而且可促进或刺激肾小球系膜、肾小管-间质的细胞外基质增多,并可刺激转化生长因子过度表达与分泌,并进而引起细胞外基质增多。醛固酮增多也参与肾小球损伤好的肾小球硬化过程。

5.凝血-纤溶因子的作用

某些降解细胞外基质的蛋白酶表达变化,纤溶酶原激活抑制物等表达上调,在肾小球硬化和肾间质纤维化的发生发展中,具有重要作用。

6.肾组织细胞的凋亡作用

CRF 肾小球内细胞凋亡、增多与肾小球硬化及 CRF 程度呈明显正相关,提示细胞凋亡,可能在 CRF 进展中起某种作用。

二、临床表现

慢性肾衰竭临床表现非常复杂,呈多样性,无特异性。

(一)病史及临床症状

1.多有肾病病史

可出现腰痛酸困,食欲缺乏,恶心呕吐,头痛,疲乏困倦或嗜睡,常伴有多系统症状表现。

2.少尿或多尿

部分患者可出现多尿,夜尿增多。

3.高血压

常见高血压,可为原发性高血压的持续或恶化,也可在肾衰过程中发生。

4.水肿或胸腹水

可因水液代谢失调出现水肿,甚则出现胸腹水。

5.贫血

本病患者当血清肌酐超过 300 $\mu mol/L$ 以上时,常出现贫血症状,如面色苍白,或暗黄,无光泽等。

(二)实验室及影像学检查

1.肾功能检查

血尿素氮,血肌酐上升,血肌酐＞133 $\mu mol/L$,尿素氮＞8.0 mmol/L,肾小球滤过率＜80 mL/min,二氧化碳结合率下降,血尿酸升高。

2.尿常规

蛋白尿,血尿,管型尿,低比重尿。

3.电解质

常表现高钾、高磷、低钙等。

4.B超检查

多数可见双肾缩小,实质回声粗乱。

5.常见并发症

有上消化道出血、肾性骨病、心血管系统等损害表现。

三、诊断与鉴别诊断

(一)诊断

慢性肾衰竭临床表现复杂,它可累及多个系统,而且各个系统病变的严重程度各有不同。因此症状表现也不一。肾功能损害、代谢障碍及各系统异常表现如下。

1.患有肾系疾病者

如原发性肾小球肾炎和继发性肾脏损害者。

2.肾功能检查

尿素氮、血肌酐持续升高者,肾小球滤过率下降。

3.B超检查

大多数有致肾体积缩小,并回声粗乱表现者。

4.排尿异常

早期常出现多尿、夜尿增多,晚期常有少尿、无尿、水肿。

5.水、电解质紊乱

酸碱平衡失调,出现代谢性酸中毒、高血钾、低血钙等。

6.血液系统症状

贫血、出血倾向、红细胞沉降率快、低补体血症、白细胞生成障碍。

7.消化系统症状

消化系统是尿毒症的早期表现,常有食欲缺乏,恶心,呕吐和呃逆,大便秘结不爽,也是引起营养不良的主要原因。消化性溃疡、慢性肾功能不全引发消化性溃疡者可占 30%左右,症状可不典型或不明显,常引起消化道出血等严重并发症,引发失血休克,危及生命。

8.神经肌肉疾病

患者多数表现为乏力,头痛,注意力不集中,嗜睡,失眠,进而含有性格改变;记忆力减退,反应淡漠,及神经肌肉兴奋性增强,如肌肉痉挛,抽搐;尿毒症末期则可出现惊厥,谵妄,幻觉或昏迷;晚期常有周围神经病变。

9.皮肤病变

面色苍白或暗黄,皮下瘀斑,皮肤瘙痒和表皮脱落,皮肤弹性差,口腔黏膜干黏,及尿素霜的形成。

10.内分泌功能失调

慢性肾衰时,垂体、甲状腺功能一般比较正常;血浆活性维生素 D、血浆促红细胞生成素降低,肾分泌前列素 A_2、E_2 减少。

由于肾降解作用的减弱,胰岛素、胰高血糖素及甲状旁腺素等作用时间延长,血浆胃泌素及血浆血管活性肽激素亦升高。

慢性肾衰时,性功能常有障碍,男性可有阳痿;血浆催乳素常增加可导致男性乳房发育症。女性患者可有性欲差,月经失调,闭经不孕等。

11.代谢失调

主要表现有体温过低,糖耐量降低,高脂血症,蛋白质和氨基酸缺乏,以及代谢产物潴留等,如尿素、肌酐、尿酸等。

12.循环和呼吸系统异常

慢性肾衰竭常表现有高血压、心力衰竭,多由细胞外液容量过多引起;少数患者由高肾素血症引起。

心力衰竭是慢性肾衰的重要死因之一,也是加重尿毒症的重要因素。高血压会引起心血管损害和加重肾损害。

尿毒症因水、钠潴留常可引起肺充血水肿,X 线特征是肺门周围充血,呈蝴蝶状分布。

13.微量元素代谢失调与骨病

高磷血症:因消化道吸收的磷和由细胞分解的磷,不能经肾脏充分排出蓄积而成。低钙血症:高磷血症可抑制肠钙的吸收,并能促钙沉积于骨内而导致低钙血症。此外,肾脏病变时,羟化酶减少,活性维生素 D 生成不足,肠吸收减少;尿毒症时 PTH 动员骨钙的作用减弱,均是导致低钙血症的原因。尿毒症骨病常有几种表现。

(1)骨质疏松症,多见于长期透析患者。

(2)纤维素骨炎较常见。

(3)尿毒症性软骨病,常见于小儿肾性佝偻病。

(4)骨硬化症较少见。

14.感染

肾衰竭合并感染是常见的并发症,可促使肾功能恶化,常为主要死因。感染常无明显发热等表现,难于发现。另外,肾衰者较易发生真菌感染。

(二)鉴别诊断

一般而言,慢性肾衰竭诊断并不难,但由于病程时间较长,基础病较复杂,病变可危及全身多个系统脏腑,而且患者主诉某个系统的某个方面。因此,在临床上诊断和鉴别诊断本病应从病史、病因、病性和临床辅助检查进行鉴别诊断。

1.与慢性肾脏病基础上的急性肾衰竭相鉴别

慢性肾衰竭急性加重与慢性肾脏病基础上的急性肾衰竭的鉴别很有临床价值,尤其是对那些缺乏系统的连续的肾功能测定记录的患者,更应详细地鉴别诊断。因治疗预后不同,慢性肾脏疾病基础上的急性肾衰,常见于以下 4 种情况。

(1)原有肾脏疾病发展加重,经积极治疗可使肾功能恢复,最常见的是狼疮性肾炎。

(2)在原有肾脏疾病过程中,由于并发症或治疗措施不得当,出现肾前性肾脏血流灌注不足,或肾单位血流灌注不足而致的急性肾衰竭。

(3)原有肾脏疾病在治疗用药时导致伴发肾小管坏死或急性肾小管间质肾炎。

(4)如肾脏疾病时的恶性高血压(肾实质性高血压)导致急性肾衰竭。

2.与急性肾衰竭相鉴别

急性肾衰竭发病原因多明显,如感染性休克、外伤、孕产、烧伤、大汗、呕吐、腹泻时失血失液过多、休克引发的肾血流灌注不足、药物引起的急性肾小管坏死等,临床不难鉴别。

四、诊断标准与分期标准

(一)诊断标准

(1)有慢性肾脏疾病史及肾脏系统疾病病史。

(2)内生肌酐清除率(Ccr)<80 mL/min。

(3)血肌酐(Scr)>133 μmol/L。

(二)慢性肾功能不全分期标准,4 个阶段(四期)

(1)肾功能不全代偿期:Ccr 50～80 mL/min,Scr 133～177 μmol/L。

(2)肾功能不全失代偿期:Ccr 20～50 mL/min,Scr 178～442 μmol/L。

(3)肾衰竭期:Ccr 10～20 mL/min,Scr 443～707 μmol/L。

(4)尿毒症期:Ccr<10 mL/min,Scr>707 μmol/L。

五、治疗

慢性肾衰竭的治疗,因涉及多系统组织的病理功能变化,临床表现各异不一。为此,治疗本病时以一般治疗、原发病的治疗、对症治疗、并发症的治疗、替代疗法等为法则。其论治原则及目标是控制肾小球硬化的进展,延缓肾功能不全的恶化。

(一)一般治疗

1.注意休息

当发现慢性肾功能不全,即使在代偿期和失代偿期皆要注意休息,可参加轻微劳作和活动,避免疲劳。而对于症状较明显,肾功能损害较严重时,应卧床休息,减少活动,可减轻肾血流灌注不足,延缓肾功能不全的进展。

2.改善居住环境

保持室内空气流动,温湿度适宜,随气候变化增减衣被而预防感染。

3.饮食治疗

饮食治疗是慢性肾衰竭治疗方案中重要一环。在原发病发作初早期就应引起重视,即开始饮食治疗,以防治肾功能不全的发生,缓解尿毒症症状,延缓肾功能不全的进展和恶化。

(1)低钠饮食可减轻水、钠潴留而致水肿、高血压的出现。

(2)应用低蛋白、低磷饮食,单用或加用必需氨基酸或 α-酮酸(EAAKA)具有减轻肾小球高滤过和肾小管高代谢的作用。

(3)对糖尿病和非糖尿病性肾功能不全者,应用低蛋白饮食[0.6 g/(kg·d)]明显延缓 GFR 下降速度,并可减少糖尿病患者蛋白尿的程度。应用低蛋白饮食加 α-酮酸治疗在延缓 CRF 进展方面,可比单独低蛋白饮食取得更为显著的效果。

(4)必需氨基酸的营养治疗:由于慢性肾衰竭的患者,同时存在着氨基酸的失调,因此,在低蛋白的基础上,加用必需氨基酸治疗,尤其是对中晚期的慢性肾衰者,不仅可纠正氨基酸代谢紊乱,还可以改善蛋白质的营养状况,应用剂量在0.1 g/(kg·d),相当于最小需要剂量的必需氨基酸,或在此剂量的基础上加用1倍。

(5)食物蛋白的摄入营养:关于食品蛋白的选择,适量补充植物蛋白,如大豆、赤小豆、黑豆。植物蛋白为主的饮食对增加肾小球高滤过的作用低于肉类蛋白质,且植物蛋白含饱和脂肪酸少,不含胆固醇,因而还具有降脂、降压作用,不仅不会导致营养不良,相反还可以改善营养不良的状况。尤其是大豆蛋白是一种安全蛋白,富含有人体所必需氨基酸。而且大豆蛋白能显著降低蛋白尿,对肾病大量蛋白尿及肾衰竭患者可安全使用,用量每天 30 g 即可。

(6)对于血透或腹膜透析患者蛋白质的补充:因透析患者常有蛋白质的丢失,并可出现营养不良,为此,患者应每天蛋白摄入量 $1.0 \sim 1.2$ g/(kg・d),比正常人大约多 1/3。

(7)高热量的摄入:摄入足够的糖类和脂肪,以保证机体足够的热量,这样就可以减少蛋白质为提高热量而分解,使低蛋白饮食中氮得到充分的利用。另外,还需摄入富含 B 族维生素,尤其是叶酸、B_6 等的食物。对于病情重、消耗多的患者可静脉补充。

(8)水、钠、钾的摄入:有少尿、高血压、水肿者,需限止水钠的摄入;对有少尿、高钾倾向者,应限食富含高钾的食品。

(二)重视对基础疾病的治疗

基础疾病是指能引起慢性肾衰竭的原有的肾、泌尿系统基础肾病。包括原发性肾小球,肾小管-间质性病及继发性肾脏疾病。这些疾病均可导致肾脏组织结构改变和功能变化,最终导致慢性肾衰竭。

按病因学和病理学分类,可以分为原发性和继发性肾小球疾病、糖尿病肾病、肾血管性疾病、肾小管-间质性疾病、囊性肾病和移植性肾病等。以慢性肾小球肾炎多见。

(三)对症治疗

1.水、电解质、酸碱平衡失调的治疗

肾脏是调节水、电解质和酸碱平衡重要的器官和生理功能之一。对保证机体的正常新陈代谢,稳定内外环境起着十分重要的作用。当各种原因引起的肾脏疾病出现肾衰竭时,水电解质、酸碱平衡就会受到影响。甚至可出现严重的代谢紊乱,当其紊乱程度超过机体正常最大的代偿能力时,可对生命造成极大威胁,如不及时纠正可引起死亡。同时在血透疗法时,也会对机体、水、电解质、酸碱平衡有不同影响。

(1)水代谢失调治疗:机体水的调节主要受肾小球滤过率(GFR)的影响,并通过肾小管稀释-浓缩尿液,再吸收作用来完成。正常肾小球滤过率为 80～120 mL/min。滤过的原尿大部分被肾小管重吸收。正常每天尿量为 1 500～2 000 mL 左右,这主要依赖肾髓质高渗环境以及垂体分泌的抗利尿激素(ADH)在肾远曲小管对水重吸收的调节作用。在失水时,尿液可浓缩到 300～400 mL/d,而水过多时,排出稀释性尿液可达 10 L/d,表明肾脏有很强大的稀释浓缩功能。当出现肾衰竭时,由于肾单位的破坏,GFR 下降出现少尿,或由于肾小管-间质受损,不能保持渗透压的梯度,逆流倍增机制作用削弱,使尿稀释、浓缩功能障碍,以致出现夜尿增多或多尿,从而可出现水代谢失调,而致水在机体内潴留或失水。

失水的处理:当肾功能不全时,由于肾对水分的调节能力很差,当患者继发感染、发热、出血、呕吐、腹泻时,更加重了体液的丢失,如不注意适当补液,或不适当应用利尿剂都很容易引起失水。失水临床表现:当肾衰竭出现失水时,除尿毒症其他表现外,可感到口渴、黏膜干燥、乏力、尿量减少和血压下降等症状。严重者出现脱水表现,如嗜睡、幻觉、躁动不安,以致昏迷。因严重失水时肾脏灌注不足,GFR 下降,血尿素氮、肌酐可增高,而加重尿毒症症状。治疗:一般轻度失水时,可通过口服补液纠正;重度失水时,如重度失水和不能口服者时,急需静脉扩容补液。因肾衰竭患者肾脏调节水的能力差,每天补液总量应分次补给,不宜过量,以免造成水过多,一般最初 8 小时先补需要量的 1/2。另外,补液时严密观察心肺功能,避免补液量过大过快而引发急性心力衰竭、肺水肿。

水过多的处理:一般在慢性肾衰终末期尿少时,由于肾脏的排泄功能障碍,常可出现水潴留。其发病机制为:①肾小球毁损,或病变使滤过面积减少;②是到达髓袢稀释段的滤过液减少,使尿液不能充分稀释;③分解代谢亢进,组织破坏后释出水分,内生水产生过多,超过肾的排泄能力等导致水的潴留,产生水过多。水过多临床表现:当肾衰竭出现水过多时,因机体渗透压发生改变,一般轻度水过多,往往受尿毒症的症状掩盖,仅有体重增加。当机体水分明显增加时,有效血液循环量增加,同时可出现稀释性低钠血症,产生水中毒,表现全身水肿,血压升高,肺水肿及心力衰竭。当血钠明显降低,血浆渗透压下降时,细胞外液向细胞内转移,可引起脑细胞水肿,表现乏力、头痛、厌食、视力模糊、嗜睡、躁动、惊厥、昏迷等神经系统症状。治疗:严格限制水的摄入,静脉滴注呋塞米,CRF时,用量每次 100～200 mg 为宜。有严重低钠血症伴神经系统症状者,可注射高渗盐水,5% 的氯化钠 6 mL/kg 可以提高血钠浓度 10 mmol/L,原则上按血钠提到 120～125 mmol/L 计算用量。心功能不全者应慎用。有肺水肿、心力衰竭、低钠性水肿者立即进行血液透析,清除体内过多水分。

(2)钠代谢失调治疗:钠是体内重要的阳离子之一,是细胞外液最主要的溶质。机体主要是通过钠的排泄量的增加或减少来保持钠的恒定。肾脏是钠的排泄主要器官,占体内钠总排出量的 98％～99％,对保钠代谢平衡起着十分重要作用。当体内钠过多时,尿中排钠增加;反之排钠减少。非肾衰竭患者,在正常饮食条件下,只排泄 0.5％～1％经肾小球滤过的钠,而 CRF 患者 Na^+ 排泄分数过达 30％之多。因此,CRF 患者除外 GFR 下降到极低水平时,一般均能维持体内的钠平衡。肾脏主要是通过肾小管对钠离子的重吸收来调节钠的代谢平衡,而肾小管对钠的吸收多少又受 GFR、肾血流动力学、肾自主神经活力、醛固酮、利尿激素及其他体液因子,如前列腺素、血管舒张素、心房肽等影响。每天肾小球滤过钠约为 24 000 mmol/L,但实际尿中排出钠仅约占滤过的 1％以下,即钠滤过率<1％。肾小球滤过的钠几乎被肾小管重吸收,其中近端肾小管重吸收占 60％～70％,正常时吸收量很恒定,并不因进食钠多少而有所差异。维持钠的内环境恒定,主要依赖远端肾小管和集合管精细的调节。由于肾脏调节钠的机制受到破坏,而不能代偿时就会出现钠代谢紊乱。

低钠血症的处理:当血清钠低于 135 mmol/L 时,可称为低钠血症,但体内总钠含量不一定降低,可能增加或减少,也可以正常。因此,按体钠的情况及引起低钠血症的原因不同,将 CRF 所致的低钠血症分为两种类型。①稀释性低钠血症(相对低钠血症):此时体内钠正常或增加,但由于水过多或由于水潴留,较钠潴留更为严重,引起血容量急剧增加,血钠稀释所致。也可以由于低钾时,钠向细胞内转移或用高渗液体时,细胞内水分向细胞外转移,造成血钠减少。稀释性低钠血症常见于 CRF 患者因长期限盐,少尿或大量补液时。②缺钠性低钠血症(绝对低钠血症):是指钠的摄入不足,不能补充肾脏或肾外钠的丢失时,血钠及体内钠的总量减少。此时,常伴有失水,且失钠多于失水时。CRF 时出现缺钠性低钠血症,常由于以下因素引起:①肾小管受损,对醛固酮反应性降低致肾小管对钠的重吸收能力下降。较常见的有慢性肾盂肾炎、肾髓质囊性病、先天性多囊肾、止痛药肾病及慢性间质性肾炎等引起的 CRF;②应用渗透性利尿剂也可能会加重缺钠的倾向;③呕吐、腹泻、多汗、过度损失;④不适当的限钠和使用利尿剂致钠丢失过多等。

低钠血症的临床表现:稀释性低钠血症患者常发生水中毒表现;而缺钠性低钠血症由于钠的降低,可导致细胞补液渗透压降低,抗利尿激素分泌减少,肾水分排出增多,钠和水的丢失其结果是细胞外液量的减少,有效循环血容量不足,肾血流量降低,进一步促使 GFR 下降。对于病情相对稳定和没有症状的早期 CRF 患者,可出现明显的尿毒症症状。水钠严重缺失者,还可出现头晕,极度乏力,恶心,不思饮食,直立性低血压,脉细而速,肌肉痉挛,抽搐等低血容量症状。严重者可发生低血压,甚至休克而陷入昏迷。

低钠血症的治疗:各种原因引起的 CRF 因其引起低钠血症的病理基础不同,补钠治疗的方法也不尽相同,因此,在纠正低钠血症之前,首先必须准确了解失钠的原因、类型、程度及心肺功能状况,是否伴有其他电解质、酸碱平衡失调存在。补钠治疗的原则和方法是:轻度低钠不合并临床表现者,主要是对基础疾病的治疗,通过饮食调节,增加钠的摄入来补充纠正。稀释性低钠血症主要是因为水在体内的潴留,在补钠的同时应注意应用排钠利尿剂。缺钠性低钠血症,一般在钠丢失的同时,合并有水的丢失,其治疗原则是在补钠的同时,要补充水分。

按以下公式计算钠的缺失量:[142(mmol/L) − 血钠测定值(mmol/L)] × 体重(kg) × 0.6 = 所缺钠量(mmol/L)。将上式除以 17 即需补钠的克数(因 1 g 钠 = 17 mmol),一般可用生理盐水或 3% 的氯化钠补充总量的 1/2。前者每 1 000 mL 可提供 Na^+ 154 mmol,后者每 1 000 mL 可提供钠 513 mmol,以后根据临床反应和电解质结果酌情补充。缺钠症状明显者也可谨慎给予 5% 或 10% 的氯化钠,但 3 小时内不能超过 200 mL。通过血透纠正低钠血症时,可将透析液钠浓度调整到 145 mmol/L。CRF 尤其是尿毒症晚期,肾脏调节钠的能力较差,如果摄入钠过大过快,极易导致水、钠潴留,水肿,高血压,甚至诱发心力衰竭,或脑桥脱髓鞘病变。故在纠正低钠血症时不能操之过急,应随时测定血钠浓度。纠正治疗的目标:急性低钠纠正达到血钠 135 mmol/L 即可。慢性低钠血症纠正达到 125 mmol/L 为宜。在补钠的过程中应注意补钾补镁,纠正酸碱平衡失调。高钠血症的处理:高钠血症是指血钠 > 145 mmol/L,CRF 是可因机体摄入钠增多,肾脏排泄减少,及各种原因引起大量失水而多于失钠,导致血液浓缩时。CRF 患者,高钠血症较低钠血症更常见,尤其是终末期 CRF。肾脏对钠的调节几乎完全丧失,对摄入钠和水的变化不能引起正常的排泄反应,常因尿钠排出减少而致血钠增高。如果此时摄钠过多,极易造成水钠过度潴留出现水肿,高血压,甚至诱发心力衰竭。

高钠血症临床表现:高钠血症使细胞外液渗透压升高,细胞内水移至细胞外,造成细胞内失水。因脑细胞极易受到脱水损害,故临床上高钠血症以神经、精神症状表现为主。症状较重与血钠升高的程度有关,急性高钠血症的临床表现较缓慢发展的高钠血症明显。初期症状表现多不明显,病情逐步发展,则表现为神志恍惚,易激动,烦躁不安,精神淡漠,嗜睡,肌张力增高,腱反射亢进,抽搐癫痫样发作,昏迷甚至死亡。值得注意的是:高钠血症所致的神经、精神症状常易与尿毒症所致的神经系统症状相混淆,故临床应注意鉴别。

高钠血症的治疗:根据 CRF 时引起的血钠增高原因不同,应采取不同的治疗方案。如血钠增高,由于大量失水,血液浓度引起主要以补充水分为主,但在纠正高渗状态时不宜过急,以免以输液过快,水分进入细胞内造成脑细胞水肿。初期给予 5% 葡萄糖溶液待血钠回降,尿比重降低后,可适当补充含电解质的溶液,如 5% 葡萄糖盐水。对于钠潴留所致的高钠血症,主要是积极治疗原发病因,限止钠盐的摄入。使用排钠利尿剂,严重者静脉注射呋塞米 80~100 mg,高钠血症如伴有严重的高血压或心力衰竭,应尽早透析治疗,以去除过多的水、钠,防止肾功能进一步恶化。

(3)钾代谢紊乱治疗:健康人正常饮食时,每天排钾 50~80 mmol,其中肾的排泄量占 90%~95%。人体钾离子与钠离子相反,钾离子 98% 存在于细胞内,尽管细胞外液钾离子仅占总量的 2%,血清钾仅占总量的 0.3%,但对维持人体的正常生理功能极为重要。正常血清钾浓度 3.5~5.5 mmol/L。钾代谢平衡主要依靠:①体内外平衡:钾摄入与排出平衡,正常人每天从尿中排钾 50~100 mmol(占钾排出总量 80%),必须从食物中摄取 3~4 g 以补充。醛固酮、血钾浓度,以及全身钾总量是钾体内外平衡的主要调节因素。②细胞内外平衡:细胞内液的钾浓度约为细胞外液的 40 倍,维持两者正常梯度平衡,主要依靠于细胞膜上 Na^+-K^+-ATP 酶所起的"钠泵"作用,使细胞排钠潴钾。体液 pH 是钾离子细胞内外分布的重要调节因素。

机体对钾平衡的调节能力是很强的,正常人每天排泄滤过钾的 10%,但在进展性的 CRF 患者,其排泄的钾可达正常人的 2~3 倍。CRF 时钾代谢平衡机制受到破坏,可出现钾代谢平衡紊乱,但血钾增高或降低视钾的摄入量多少、排出尿量的多少及机体对钾代谢适应能力的变化而异。CRF 患者若 24 小时尿量 >1 000 mL时,不伴有严重便秘,或过度钾负荷,即使 GFR<5 mL/min 仍可较长时间内维持钾代谢平衡,一般不出现高钾血症,此时,主要是由于远曲小管和结肠在醛固酮等因素作用下排钾代偿性增加。通常正常人经粪便排泄的钾只是摄入量的 10%,而在 GFR<10 mL/min 时,粪便排钾量显著增加,可达摄入钾的 30%~50%。CRF 终末期,肾调节钾代偿能力明显降低,在急性内源性或外源性钾负荷增加的情况下,难于维持钾代谢的平衡,尤其是少尿、无尿时,易出现高钾血症。但少数肾功能损害不十分严重者,如 GFR 30 mL/min 左右,并无钾负荷增加。代谢性

酸中毒或分解代谢增强病理情况下,也发生持久的高钾血症。有人认为可能是球旁小体压力感受器敏感性降低,肾素分泌不足,继发性醛固酮分泌不足或球-管损害不一致的结果。某些肾小管-间质疾病所致的 CRF,由于肾小管调节钾平衡的能力减退,尿内失钾增多,可出现低钾血症。

高钾血症的处理:当血钾高于 5.5 mmol/L 时为高钾血症,多见于 CRF 终末期。引起高血钾原因常是由多方面因素所致,但肾衰竭时 GFR 明显降低,少尿、无尿而钾排出减少,是引起血钾增高的主要因素。其他原因还包括有:①钾摄入过多,补钾过量,输入大量库血,使用大量含钾药物;②药物所致肾排钾减少,如转换酶抑制剂,保钾利尿药,非激素类抗炎药,β 受体拮抗剂等;③代谢性酸中毒时,钾从细胞内外逸,亦可出现高钾血症,血 pH 下降或升高 0.1,可使血钾提高或降低 0.8 mmol/L;④有效血容量减少。重度失水、休克、血液浓缩,使肾血流量减少,进入肾远曲小管的钠减少,K^+、Na^+ 交换减少,加以周围循环衰竭,组织缺氧和酸中毒,也促进钾从细胞内释放;⑤感染、手术、创伤、溶血、发热时体内产生钾增加。

高血钾的临床表现:高钾血症主要是由于细胞外液钾离子对心肌、骨骼肌毒性作用而引发的症状。①心血管症状:高浓度钾时对心肌有抑制作用,心率缓慢、心律失常,如室性期前收缩,房室传导阻滞,室颤以至心脏骤停。心电图改变,随血钾上升而恶化。早期 T 波高耸而尖,基底较窄;血清钾达 8 mmol/L,P 波消失,QRS 波改变,血清钾达 10 mmol/L 时,QRS 增宽,以后随着血清钾的进一步升高,ST 段与 T 波融合,T 波增宽,与 QRS 波形成双向波浪形,最后出现心室纤颤。②神经肌肉症状,肌肉应激性减弱,患者乏力、四肢软弱、动作迟缓、以至四肢呈松弛性瘫痪和肌麻痹。也可见肌肉酸痛,四肢苍白,湿冷,偶见神志模糊,嗜睡,腱反射消失。

高血钾的治疗:高钾血症临床上应注意心电图表现及测试血钾浓度,当血钾＞5.5 mmol/L 应进行治疗。①停止使用含钾药物及含钾的食物。当血钾＞6.5 mmol/L 时,应做紧急处理,注射 10% 葡萄糖酸钙 20 mL,可降低静息电位,暂时缓解高钾心脏毒作用,但作用均维持 15~20 分钟,注射后 5~7 分钟内若无效,可重复注射,有效后可再用 2~4 g 加入 10% 葡萄糖注射液 1 000 mL 中,静脉滴注维持。②用 5% 碳酸氢钠 75~100 mL,5~10 分钟内静脉注射,可碱化细胞外液,促使钾向细胞内转移,尤其是适宜有酸中毒者。另外,50% 葡萄糖 60 mL 加胰岛素 10 U 静脉注射。③采用葡萄糖-胰岛素溶液静脉滴注,葡萄糖与胰岛素比例约为 [3(g)~4(g)]∶1(U),可促使钾向细胞内转移,但作用较短,必须配合其他治疗。

透析疗法:血液透析效果快,使用无钾透析液 1~2 小时后,换用正常钾浓度透析液,血液透析是治疗高钾血症最有效的方法。

低钾血症处理:血清钾低于 3.5 mmol/L 时为低钾血症。肾小管调节钾的平衡能力减退而致的低钾血症,在 CRF 时并不常见,主要见于某些慢性肾小管-间质性病变所致的 CRF 者,尤其是合并有肾小管酸中毒患者。也可见于肾后性肾衰,解除尿路梗阻后突然大量利尿时,均可使大量钾从尿中排出。CRF 患者也可以因钾摄入不足、腹泻、呕吐、长期使用排钾利尿剂,或继发性醛固酮增多,导致低钾血症。

低钾血症临床表现:轻度低钾血症临床可无表现,当血钾低于 3 mmol/L 时,可出现倦怠,乏力,感觉异常。由于肠麻痹而腹胀。严重者发生迟缓性瘫痪,呼吸肌麻痹,心脏早期表现为心率较快,房性和室性期前收缩,心电图显示低钾改变,心动过速,ST 段下降,T 波平坦、倒置,出现 U 波,以后出现多源性或室性心动过速,严重者心室扑动或颤动,出现阿-斯综合征而猝死。

低钾血症的治疗:治疗前必须先了解患者肾功能情况,尿量多少,及低钾原因。轻者嘱患者多进食含钾高的食物,停用排钾利尿剂,有下列情况之一者,可给予补钾治疗。①血钾低于 2.5 mmol/L 无症状;②血钾低于 2.5~3.0 mmol/L 有不典型的临床症状;③血钾 3.0~3.5 mmol/L 有明显低钾血症症状。轻者采取口服钾,一般给予 10%氯化钾 30~60 mL 分次口服。合并肾小管酸中毒所致低钾可给予 10%氯化钾 15~30 mL 加入 5%~10%葡萄糖注射液 1 000 mL 中静脉滴点,静脉补钾速度宜缓慢,稀释浓度不超过 3%,速度以每小时 20 mL 为宜(1 mmol=39.1 mg)。

(4)代谢性酸中毒的治疗:体液酸碱的恒定,细胞活动才能正常地进行。正常人血液 pH 为 7.35~7.45,平均 7.4,肾脏主要通过重吸收碳酸氢盐和排泄酸性物质来调节人体的酸碱平衡,对维持血 pH 正常起着十分重要的作用。

人体内的酸性物质主要来源于糖、脂肪、蛋白质氧化分解的最终产物二氧化碳和水,二氧化碳和水在碳酸酐酶的作用下生成碳酸,成人每天生成碳酸 60 mL,少部分二氧化碳和碳酸用于合成代谢,大部分则由肺排出体外。

另外,糖、脂肪、蛋白质分解代谢过程中也产生一些有机酸,如 β-羟丁酸、乙酰乙酸、乳酸、尿酸等;含磷酸根的物质,如磷脂、核蛋白等;在代谢过程中水解后可释放磷酸;含硫的有机物,如含硫氨基酸,在体内氧化可产生硫酸。这些酸不能变为气体而由肺排出,属非挥发酸,又称固定酸,必须经肾脏随尿液排出体外。正常人每天由固定酸产生的 H^+ 约为 50~90 mmol。酸性物质的另一类来源是从食物中直接摄取,包括服用酸性药物。当 CRF 患者肾小球滤过酸性代谢产物减少,发生磷酸根、硫酸根、乳酸、尿酸等固定酸的潴留。当 GFR 下降到 50~60 mL/min 时,对酸负荷的排泄能力开始下降时,此时,血清中 HCO_3^- 已减少,由

于肺的代偿功能使 HCO_3^- 与 PCO_2 比值保持不变,临床往往无明显的酸中毒表现。当 GFR 下降到 $20\sim30$ mL/min 时,HCO_3^- 维持在 20 mmol/L 左右,血 pH 仍可在正常范围。当肾衰竭进一步加重,GFR<10 mL/min 时,几乎所有患者均发生酸中毒,HCO_3^- 明显降低,pH 显著下降,阴离子间隙增大。

CRF 患者发生酸中毒的机制:①肾小管重吸收碳酸氢盐减少;②肾小管分泌氢离子、酸化尿液的能力减退;③肾小球滤过酸性代谢废物减少 3 方面因素。

肾小管重吸收 HCO_3^- 的能力减低:正常人尿液的 pH,一般在 $5.0\sim7.0$,最大变动范围为 $4.0\sim8.0$,说明肾脏具有排酸和排碱的功能作用。HCO_3^- 的重吸收是通过肾小管上皮细胞主动分泌 H^+。在碳酸酐酶的作用下,H^+ 与近端肾小管中的 HCO_3^- 迅速发生反应,产生 CO_2。管腔中的 CO_2 弥散到近端小管上皮细胞内,形成 HCO_3^- 回吸收入血。试验资料表明,人体在无肾衰竭的情况下发生代谢性酸中毒,血浆 HCO_3^- 水平降低,这时 HCO_3^- 几乎全部被近端肾小管重吸收而排出酸性尿。而 CRF 患者发生酸中毒时,血浆 HCO_3^- 明显下降,但尿中仍有大量 HCO_3^- 而排出碱性尿,这说明肾小管重吸收 HCO_3^- 能力明显下降。然而肾小管重吸收 HCO_3^- 的能力取决于肾小管上皮细胞主动分泌的 H^+ 浓度、管腔中 CO_2 弥散程度及碳酸酐酶的含量。通过使用碳酸酐酶抑制剂(乙酰唑胺的治疗剂量为 $3\sim12$ mg/kg)观察到由尿排泄的 HCO_3^- 减少到滤过量的 20%,如加大乙酰唑胺的剂量则尿中的 HCO_3^- 达到滤过量的 50%,这说明肾小管内碳酸酐酶对 HCO_3^- 的重吸收作用起着重要作用。CRF 患者对 HCO_3^- 的重吸收率下降的原因可能是由肾小管功能性改变造成的。这可以解释部分患者肾小管上皮细胞无特殊组织的或生化改变却出现酸中毒的原因,但更多的是因为肾受损,功能肾单位数量减少,碳酸酐酶活性降低,H^+ 与肾小管液中的 HCO_3^- 产生 CO_2 减少,不能使 CO_2 弥散到近端肾小管上皮细胞内与水生成 HCO_3^- 回吸收入血,从而使肾小球滤过的 HCO_3^- 随尿排出增多。另外,残存肾单位的肾小管管腔增粗,滤过液流速加快,使滤液中的 HCO_3^- 不能被肾小管充分吸收而经尿排出。除此之外,部分 CRF 患者合并继发性甲状旁腺功能亢进,甲状旁腺激素抑制肾小管上皮细胞碳酸酐酶的活性,这从给动物体内注射 PTH 后其 HCO_3^- 排出明显增多的事实已得到说明。

可滴定酸的生成及排泄减少:正常机体内代谢产生的磷酸盐、硫酸盐被中和生成中性盐(Na_2HPO_4),后者流经远端肾小管,通过 H^+-Na^+ 交换转化为可滴定酸:$Na_2HPO_4+H^+\rightarrow NaH_2PO_4+Na^+$,$NaH_2PO_4$ 随尿排出体外,同时通过尿液酸化过程排出 H^+,回吸收 $NaHCO_3$,CRF 患者对以上的反应降低,故排泄可滴定酸明显减少。

胺的生成与排泄减少：尿胺的生成底物是氨（NH_3），氨来自血浆中的谷氨酰胺和某些氨基酸。在肾小管细胞中由谷氨酰胺酶和氨基酸氧化酶催化下生成的氨与肾小管分泌的 H^+ 结合成 NH_4^+，NH_3 在近端小管产生，NH_4^+ 则在远端小管生成。

CRF 患者尿胺的排泄量明显减少，因为其肾小管受损害，谷氨酰胺酶减少和肾小管泌 H^+ 功能减低，致使胺的生成和排泄量减少。CRF 患者在没有合并症时，阴离子间隙（AG）＞20 mmol/L 者不常见，血清 pH 很少小于 7.30，如阴离子间隙＞20 mmol/L，提示除有酸性产物潴留及尿酸化功能减低外，还可能有体内酸性物质的产生增多。这种酸负荷增加，可使患者部分出现酸中毒的临床症状，往往需要给予药物纠正。

肾小球滤过酸性代谢废物减少，出现磷酸根、硫酸根和有机酸潴留，导致阴离子间隙（AG）增加，这是尿毒症酸中毒的特征。

CRF 患者酸中毒的临床表现：CRF 患者虽有慢性酸中毒存在，但多数患者尚能耐受，主要由于一系列肾内外代偿性改变维持体液的 pH，然而这是以机体一系列代偿功能增加为代价的，一旦出现应激情况，则可引起较严重的酸中毒。在中度以上的代谢性酸中毒，二氧化碳结合率＜13 mmol/L（30 容积）时才有较明显的症状。

呼吸系统表现：呼吸深大而长，这种呼吸是对酸中毒的一种代偿性表现。

消化系统表现：食欲缺乏，腹痛，胀闷，恶心呕吐。

神经系统表现：有虚弱无力，头痛，躁动不安，严重者可有昏迷。

心血管系表现：因心肌收缩力减弱，可出现心力衰竭，并使血管扩展，血压下降。

上述症状可能与酸中毒时，体内多种酶的活性受抑制有关，如当 pH＜7.2 时，肾上腺素的作用被阻断，而使心肌收缩力减弱。其机制为：①H^+ 可竞争性地抑制 Ca^{2+} 与肌钙蛋白中钙结合亚单位结合；②H^+ 可影响 Ca^+ 内流；③H^+ 可影响心肌细胞内质网释放 Ca^{2+}。酸中毒通过引起脑组织内 γ-氨基丁酸水平增加、氧化磷酸化过程减弱及 ATP 供应不足而对中枢神经系统产生抑制作用。酸中毒可致中枢神经系统代谢紊乱，意识障碍，呼吸中枢和血管运动中枢麻痹而死亡，是尿毒症最常见的死因之一。

CRF 患者酸中毒治疗：积极治疗原发病，纠正引起酸中毒的原因，改善肾功能是治疗代谢性酸中毒的前提。严重的酸中毒必须及时予以纠正，但对于伴有心力衰竭者若过分强调完全彻底纠正酸中毒而大量静脉补碱,则有一定的危险性,应严格低钠饮食,在严密观察下,给患者以少量多次的碳酸氢钠。需要注意的是要处理的不光是酸中毒本身,而是CRF患者的整体情况。

中等度的酸中毒对患者并无十分的影响。

轻度酸中毒(CO_2结合力 $17\sim20$ mmol/L)可纠正水、电解质紊乱而得到改善。

中度酸中毒(CO_2结合力 $13\sim16$ mmol/L)可口服碳酸氢钠 $1\sim2$ g,每天3次。

重度酸中毒(CO_2结合力<13 mmol/L)应严密观察病情及静脉补碱,至CO_2结合力升至 17 mmol/L,每提高 1 mmol/L 需要 5%碳酸氢钠 0.5 mL/kg。

在静脉补碱过程中,当避免低钙抽搐,要酌情给予钙剂静脉注射。如 10%的葡萄糖酸钙 $10\sim20$ mL 静脉注射。

严重而难于纠正的酸中毒,应尽快采用血液透析予以纠正,以抢救患者生命。

2.铝、镁、铜、锌、硒、微量元素代谢异常的治疗

(1)铝:在肾衰竭时,有几种微量元素可滞留于血中,其中值得注意的是铝,铝的排泄量随着肾功能的受损而减少,容易产生高铝血症。加之服用含铝多的药物或食物,或长期透析时用铝含量较高的水而出现铝的蓄积和中毒,临床表现为神经系统、骨骼系统及造血功能受损害。大量的铝沉积,可导致透析性脑病和抗维生素 D 软骨症。

(2)镁:低镁血症一般发生在 GRF 的初早期。其因是镁从粪便中排出增多,在高钙饮食时吸收与镁发生竞争所致。一般临床多无表现。在肾衰终末期,GFR<30 mL/min 时,常有镁潴留,当镁达到 $2.5\sim4$ mmol/L 时,临床可表现中枢神经系统功能受到抑制而传递发生障碍,各种反射减退,肌肉软弱无力、吞咽困难、嗜睡、呼吸肌麻痹、心脏传导阻滞等。此时不宜应用含镁药物。通过血透治疗可达到恢复目的。

(3)铜:铜的含量随着 GFR 的降低而逐渐增多。持续高铜血症可加重肾损害,使肾衰竭进一步发展。

(4)锌:锌血浆水平下降是 CRF 患者常见的并发症,已被国内外学者证实。下降程度与血浆白蛋白水平相平行,其因是患者限制含锌高的肉类、海鲜类食物量所致,血浆白蛋白下降及 1,25-$(OH)_2D_3$下降使锌在肠道吸收减少。锌在体内参与多种酶的组成,是某些酶的激活剂,并可稳定、调节、改善细胞膜的功能。所

以,当患者长期缺锌时,常可出现贫血,易感染,伤口不愈合及肾损害,未成年患者可致生长发育障碍。当血锌减低时,可增加含锌高的食物或口服锌制剂给予补充。

(5)硒:慢性肾衰竭患者,血浆中硒的含量常降低,可能与饮食结构改变有关。硒可促进淋巴细胞产生抗体;并可加强吞噬细胞的功能作用;另外还有抗细胞膜脂质过氧化作用。当硒降低时,易发生肿瘤、贫血、组织损伤、视力减退,易感染等。体内硒减低时,应多进食含硒高的食品或口服硒制剂补充。

六、CRF 患者并发症的治疗

(一)钙、磷代谢异常与肾性骨病治疗

慢性肾衰竭时存在钙、磷代谢异常和代谢性骨病。钙磷代谢异常主要表现为血磷升高,血钙降低及钙磷乘积异常。肾性骨病也称为肾性骨营养不良,主要表现为骨矿化及骨代谢异常,它可以发生于肾功能不全的早期和终末期肾病透析患者,表现为不同的病理类型及病理生理特征,其主要机制包括维生素 D 的缺乏、甲状旁腺功能亢进(甲旁亢)和铝沉积。随着多种肾替代疗法广泛应用,肾性骨病成为尿毒症的主要并发症。

1.病因及发病机制

(1)维生素 D 代谢异常:肾脏是合成维生素 D 活性代谢产物 $1,25-(OH)_2D_3$ 的主要器官,位于近端肾小管上皮细胞线粒体内的 $1-\alpha$ 羟化酶将 $25-(OH)D_3$ 转化为 $1,25-(OH)_2D_3$。维生素 D 的重要作用在于维持正常的钙磷乘积,保证骨矿化。其对骨代谢的调节作用包括:①通过维持正常的细胞外液钙磷水平,增加骨化部位钙磷浓度,促进正常骨化;②直接促进骨有机质如胶原蛋白或其他非胶原蛋白的合成;③增加破骨细胞活性,并抑制成骨细胞的活性。

慢性肾衰竭时,体内 $1,25-(OH)_2D_3$ 水平降低,其血浆水平与肾小球滤过率(GFR)存在直接关联。慢性肾衰患者 $1,25-(OH)_2D_3$ 降低可能以下列因素有关:①肾实质减少及磷潴留抑制 $1,25-(OH)_2D_3$ 合成;②尿毒症直接影响肾小管线粒体功能,肾小管(主要是远曲小管)线粒体 $1-\alpha$ 羟化酶合成减少,而导致 $1,25-(OH)_2D_3$ 的生成减少;③$1,25-(OH)_2D_3$ 的底物 $25-(OH)D_3$ 缺乏;④酸中毒抑制 $1,25-(OH)_2D_3$ 合成。此外,慢性肾衰患者存在 $1,25-(OH)_2D_3$ 抵抗,生理剂量的 $1,25-(OH)_2D_3$ 不能逆转已形成的骨软化,而超剂量的 $1,25-(OH)_2D_3$ 才能改善临床症状和生化指标。

(2)继发性甲状旁腺功能亢进:慢性肾功能不全早期即出现甲状旁腺激素

(PTH)升高,升高程度与肾功能损害程度相一致。1,25-$(OH)_2D_3$缺乏及血磷浓度升高导致血钙水平降低,是刺激 PTH 分泌的重要因素。但低钙血症并非慢性肾衰竭的继发甲状旁腺亢进的必要条件。慢性肾衰时,甲状旁腺细胞的1,25-$(OH)_2D_3$受体密度和结合力降低,并且对 1,25-$(OH)_2D_3$作用抵抗;血 1,25-$(OH)_2D_3$水平下降,导致其对甲状旁腺分泌 PTH 的抑制作用降低。近期发现甲状旁腺细胞存在能结合 Ca^{2+} 的钙敏感受体,慢性肾衰时钙敏感受体减少,从而导致钙调零点上移。

PTH 一方面通过骨细胞上的受体介导提高破骨细胞的数量和活性,促进骨吸收,并通过激活骨膜内原始细胞,加速细胞分解;另一方面 PTH 可使成骨细胞和成纤维细胞增加,促进纤维组织形成。PTH 在循环钙、磷水平的调节中具有重要作用。PTH 能够促进骨质中钙的溶解,增加肠道钙吸收及远端肾小管对钙的重吸收,从而提高血钙浓度。PTH 促进尿磷排泄,这种作用超过了其对骨质中的磷酸盐溶解和肠道磷吸收的刺激作用,最终导致血磷水平降低。

(3)铝中毒:肾脏是机体铝排泄的主要器官,故慢性肾衰患者处于铝中毒的危险之中。透析液和含铝磷结合剂是慢性肾衰患者铝中毒的主要原因。铝中毒对骨骼系统的影响表现为减少骨细胞数量,可使未成熟的成骨细胞死亡,或使已成熟的成骨细胞失活,并且抑制 1-α 羟化酶活性,使 1,25-$(OH)_2D_3$生成减少,抑制骨矿化。此外,铝中毒还可导致 PTH 活性降低。

(4)铁的沉积:铁可沉积于矿化骨-骨样组织交界面,铁沉积与动力缺乏性骨病有关。

(5)糖皮质激素与骨病:糖皮质激素可抑制骨形成,但不影响骨吸收,导致骨量减少,易出现骨折。此外糖皮质激素也可导致骨坏死。

(6)性激素与骨病:雌激素缺乏可造成骨重建失衡,性腺功能异常致雌激素缺乏,可能与女性骨病的发生有关。

(7)透析相关性因素骨病:慢性肾衰患者循环 β_2-微球蛋白水平升高,β_2-微球蛋白水平升高沉积在关节中,造成关节与骨病变。透析相关性淀粉样病变,多见于长期透析患者,典型表现为腕管综合征,肩、髋、膝和脊柱关节也常易被侵犯。另外,透析方式及透析液钙浓度也可影响血钙、磷水平及酸中毒的纠正,透析膜的生物不相容性,可激活免疫反应,影响骨细胞的活性。

2.病理分类

肾性骨病根据组织形态学改变可以分为 5 种类型:即轻度骨损害型、纤维性骨炎、骨软化、动力缺乏性骨病和混合性骨病。

(1)轻度骨损害型:类骨质覆盖表面增加,骨形成率(每天 $1\ \mu m$ 类骨质表面上新矿化的骨量)不低于正常。

(2)纤维类骨炎:骨细胞增生活跃,骨转化率增高,高骨转运导致不规则排列的异常骨样纤维囊肿形成,骨质减少,交织骨样组织增多并提前被不完全矿化形成异常增粗的骨小梁,周围骨小梁纤维化面积≥0.5%,骨强度降低,骨折危险性增加。

(3)骨软化:骨转运和重塑降低,非矿物性骨基质沉积或骨样容积增加,类骨质覆盖面积增加(≥15%)。

(4)动力缺乏性骨病:与骨软化相似,骨形成率降低,但类骨质覆盖面积不增加。

(5)混合性骨病:由甲旁亢和矿化缺陷引起,骨形成率升高、正常或降低,但多升高,表骨质覆盖面积增加(≥15%),周围骨小梁纤维化面积增加(≥0.5%)。

3.病理生理类型

按照病理生理学特点,肾性骨病可分为下列类型。

(1)高转化性骨病:按继发性甲旁亢引起的骨病,典型组织形态学改变为囊性纤维性骨炎。

(2)低转化性骨病:包括动力缺乏性骨病,骨软化。

(3)铝中毒性骨病:指铝在骨中沉积引起的骨组织改变,骨铝染色阳性表面≥25%,骨形成率低于正常。铝中毒性骨病不同程度地并发于其他类型肾性骨病中,尤以低转化性骨病多见。

4.临床表现

慢性肾衰竭性骨病,临床表现可与肾功能损害程度不平行,部分钙磷代谢异常和肾性骨病,尤其是早期可无临床症状,高转化骨病和低转化骨病的临床表现往往相似。

(1)肾病骨病的典型表现:骨痛和近端肌无力。骨痛常为全身性,以下半身持重骨为重,骨骼畸形致身材矮小,严重者可出现骨折,骨折最易发生在肋骨,骨痛与骨折以低转化性骨病多见。

(2)肌无力:近端肌无力以下肢明显,临床进展缓慢,患者走路摇晃不稳,可出现企鹅步态。

(3)皮肤瘙痒:皮肤瘙痒也是晚期慢性肾衰竭最常见的并发症之一,多见于血 PTH 过高,高血钙,高钙磷乘积者,其他症状表现包括转移性钙化,关节炎,带状角膜炎和红眼综合征等。

5.辅助检查

(1)血钙:在肾功能不全晚期,GFR<30 mL/min 时,血清钙降低,低血钙的发生率较高,甲旁亢所致的骨病和混合性骨病时,血清钙浓度低于正常;而低转化性骨病时,则正常或偏高。

(2)血磷:肾功能减退时患者的血清磷水平升高,通常肾小球滤过率下降20~50 mL/min 时,血清磷仅开始上升,但某些患者 GFR 为 60 mL/min 时血磷已开始上升。

(3)血 PTH:全段 PTH(iPTH)从甲状旁腺直接分泌入血,测定循环 iPTH含量比测定某些片段更敏感,具有特异性。慢性肾功能不全患者,PTH 水平随着 GFR 下降而升高。这种病理生理变化,可能是骨矿物质代谢异常最早期的标志。高转运骨病时,血 PTH 水平多在 200~300 pg/mL 以上,而低转运骨病时,大多低于 100 pg/mL。将血 PTH 和碱性磷酸酶(AKP)水平综合考虑,能够提高判断肾性骨病类型的敏感性,二者均升高为高转运性骨病,二者均下降则多为低转运性骨病。

(4)血碱性磷酸酶(AKP):AKP 在高转化性骨病和混合性骨病时明显升高,低转化骨病时多数正常。AKP 有许多同工酶,存在于肝、骨和肠道等不同组织和器官,其中骨同工酶(骨特异性碱性磷酸酶,BAP)与成骨细胞活性密切相关。血 BAP 水平能很好地反映骨形成情况,对诊断各型骨病具有很高的敏感性和特异性。

(5)维生素 D$_3$:慢性肾衰时血 1,25-(OH)$_2$D$_3$ 含量降低,其水平与肾功能水平是平行的。

(6)血清骨钙素:慢性肾功能不全时,骨钙素水平早期即可升高。骨钙素与骨形成指标及骨吸收指标均有一定的相关性,但与骨形成指标的相关性更好。

(7)铝含量检测:机体的铁负荷状态对铝在骨组织中的沉积有重要影响。铁缺乏(铁蛋白<100 μg/L)时,可导致正常铝负荷情况下血铝升高;铁过多时(铁蛋白>800 μg/L)时,即使血铝低于正常(30 μg/L),仍可存在严重的骨铝沉积;只有当铁正常时,基础血铝超过 30 μg/L,才提示铝过多。结合血 PTH 水平不升高(<150 μg/L),则高度提示铝中毒性骨病。

(8)X 线检查:甲旁亢骨病典型 X 线表现是骨膜下侵蚀,主要发生于中指,锁骨远端和胫骨近端。此外,囊性病变和棕色瘤也是其影像学特征。假性骨折带是软骨病的特征性 X 线表现,常见于骨盆和肋骨。X 线检查还能有效发现转移性钙化。

6.诊断

慢性肾衰患者骨病的发生率非常高,开始透析的慢性肾衰患者98%～100%有骨组织学改变,但多数患者没有特异性的临床表现。早期诊断较困难,诊断肾性骨病主要依据慢性肾功能不全病史、临床症状和体征、血生化指标、X线及超声波检查等。

骨活检是确诊及病理分型的唯一方法。

7.治疗

(1)控制磷酸盐代谢:控制高磷血症能够促进血钙升高,PTH下降,降低钙磷乘积,从而减少转移性钙化。一般要求血磷控制在1.4～2.4 mmol/L,降低血磷的方法主要限止磷的摄入,使用磷结合剂和透析降低血磷。

常用的磷结合剂包括含铝磷结合剂,如氢氧化铝。此药由于在骨和中枢神经系统的毒性作用,近年已不作为降低血磷的首选药物。

含钙磷结合剂:如碳酸钙、醋酸钙等,钙剂能在肠道结合磷酸盐,在降低血磷的同时,可升高血钙,并可抑制PTH的分泌,是目前广泛应用的治疗慢性肾衰钙磷代谢异常的药物,但在严重高磷血症时不主张应用。

(2)调节钙代谢:补充钙剂可升高血钙浓度,抑制甲旁亢,改善骨软化,每天摄入的元素钙应达到1～1.5 g,血钙浓度应维持在2.25 mmol/L以上。

(3)维生素D治疗:维生素D治疗的目的在于升高血钙浓度,预防、治疗继发性甲旁亢及肾性骨病。与过去相比,近年应用维生素D治疗的指标更为放宽,除骨病理X线确定甲旁亢骨病为明确适应证外,血PTH超过正常值2～3倍,以及儿童慢性肾衰、低钙血症、骨痛、肌肉疼痛及血AKP升高等情况也应考虑维生素D治疗。但血PTH值低于正常值2～3倍或高钙高磷血症时,不主张应用维生素D,原因是慢性肾衰时血PTH含量保持2～3倍水平,才能维持机体钙磷平衡;而且相对较低水平PTH时,使用维生素D可能造成动力缺乏性骨病;而高钙高磷血症状态下使用维生素D容易导致转移骨化。

对慢性肾衰患者治疗时,必须补充具有生物活性的维生素D。

目前,临床常用的活性维生素D制剂有:$1,25\text{-}(OH)_2D_3$(钙三醇)和$1_\alpha,25(OH)D_3$(阿法骨化醇)通常采用口服给药。对于轻、中度继发性甲旁亢患者,首先给予$1,25\text{-}(OH)_2D_3$约0.25～0.5 $\mu g/d$,每1～2个月根据血钙、磷及iPTH水平进行调整,最好在夜间睡眠前肠道钙负荷最低时服药,这样高血钙的发生率低,而同样能达到抑制PTH的作用。

对中、重度继发性甲旁亢时,为提高治疗有效性,减少不良反应,可以进行大剂量维生素 D 冲击治疗。多数采用口服给药,腹膜透析患者每次给予 1～3 μg,每周 2 次,血液透析患者每周 2～3 次。根据血 iPTH 水平调整剂量,血 iPTH 水平为 600～1 200 pg/mL 时,每次 2～4 μg;血 iPTH 水平超过1200 pg/mL时,每次 4 μg;血 iPTH 水平超过 1600 pg/mL 时,每次 6 μg。

根据病情可选择静脉给药(冲击疗法),其优点是药物不经胃肠道代谢,直接分布到组织中,生物效应高,高钙血症的发生率低,其适应证和剂量与口服冲击疗法相同。静脉冲击疗法尤其是适用于血液透析患者,可在透析后用药。

应用维生素 D 治疗继发性甲旁亢的目标应控制血 PTH 为正常水平的 2～3 倍,即维持于 150～200 μg/mL,其原因是慢性肾衰时,需要比正常人高的 PTH 才能达到正常的骨转化。维持骨形成率及成骨细胞表面,而过度抑制 PTH 还可造成动力缺乏性骨病。应用维生素 D 的其他不良反应还有高钙血症和转移性骨化。为防止这些不良反应,可采用低钙透析液。

注意含钙磷结合剂的使用:严重高血钙时,减少维生素 D 的剂量。对于高血磷、高血钙者禁忌使用维生素 D。

(4)血液净化治疗:根据患者的血钙水平,采用处方透析,或增加透析频度以纠正钙磷代谢紊乱,或者进行血液灌流,有助于体内 PTH 的清除率,但易反跳,不能替代药物治疗。

(5)外科手术治疗:对甲旁腺亢进,甲状旁腺显著增大,X 线检查有纤维性骨炎,骨质疏松改变,血钙＞2.87 mmol/L,血 PTH 超过正常水平 5 倍者,持续高 AKP,严重骨痛、肌无力,皮肤瘙痒,转移性钙化,高磷血症等,经内科治疗抵抗无效者可行外科手术治疗。

(二)并发呼吸系统损害与治疗

在慢性肾衰竭时呼吸系统受损即使没有明显的临床症状和体征,患者均有机械通气和血流动力学的改变。主要表现:①肺活量下降,轻度限制性通气障碍;②二氧化碳弥散能力减退;③纠正贫血后二氧化碳的弥散能力和血尿素氮呈负相关和肌酐清除率呈正相关。

1.病因、发病机制及临床表现

尿毒症患者由于免疫功能低下,易受外界致病因素的影响而发生支气管炎、支气管肺炎、间质性肺炎、胸腔积液等表现。特别是合并肺部感染,在肺部感染时,有少数患者为结核菌感染,是急慢性肾衰竭的主要死亡原因之一,应特别引起重视。

(1)合并肺部感染:尿毒症合并肺部感染是呼吸系统最常见的表现重要问

题。是导致慢性肾功能衰患者死亡的主要原因之一。因慢性肾衰患者细胞免疫功能明显低下,极易发生各类致病微生物的感染,肺结核的发生率也比较高。临床表现常有发热,体温高,咳嗽、咳痰、呼吸困难等。实验室,X线胸片检查有异常表现,结合临床表现诊断并不难。

(2)尿毒症肺:尿毒症肺是一种独特的肺部充血、水肿,其形成原因与肺水肿、低蛋白血症、间质性肺炎、心力衰竭等有关。患者不一定有全身体液容量过度表现,但却有特征性的心腔内压和肺楔压升高。

其发生机制可能与尿毒症毒素致肺的毛细血管通透性增高,微血管中溶质和液体与肺间质之间的交换出现不平衡,肺间质水潴留。

X线的表现特征:肺门区呈中心性肺水肿,周围肺区正常,呈蝴蝶状分布。

再则,慢性肾衰竭的患者常发生代谢性酸中毒,影响氧的转运。此外,还可导致肺血管收缩,加重心脏负荷,肺淤血水肿。

(3)尿毒症胸膜炎:尿毒症胸膜炎在尿毒症患者中较为常见,占尿毒症患者15%～20%。发生机制尚不清楚,可能与尿毒症毒素潴留、损害胸膜及炎症发生有关,但与尿毒症严重程度及肌酐、尿素氮浓度无关。胸膜炎可发生于单侧或双侧,大多数患者有胸痛,部分患者可有低热表现。

诊断主要排除感染和其他疾病。当积液较多时,可做胸腔积液穿刺术,积液多为漏出液,少数可为血性。血性积液主要原因可能是血液透析时的肝素化所致。

(4)肺钙化:CRF患者发生转移性钙化很常见,由于同时有肺纤维化、肺水肿、感染存在,诊断很困难,很易忽视,应特别引起注意。其临床表现常诉气短,动则加甚,但临床体征很少。病理改变为肺组织变硬,肺泡间隔为钙化的主要部位,肺泡间隔增宽,重量增加。目前,病理机制尚不清楚,可能与甲旁亢有关。

2.治疗

(1)尿毒症肺的治疗:主要依靠充分的透析清除体内积蓄过多的毒性代谢产物,排除过多的水、钠潴留,减轻心脏负荷,改善肺组织的充血、水肿。同时要积极防治肺部感染,一旦发现应尽早、尽快选用有效的抗生素迅速加以控制,防止对肺的进一步损害。

(2)肺部感染治疗:合并肺部感染者要及时尽早发现,明确诊断。尽早、尽快选择敏感有效的抗生素迅速进行控制治疗,同时祛痰止咳,保持呼吸道畅通。

(3)胸膜炎的治疗:积液多为漏出液,积液较多、胸闷时可做胸腔积液穿刺术治疗。当并发感染时尽快选用敏感有效的抗生素控制。

(4)肺钙化的治疗:注意低磷摄入、调整钙的入量。

(三)并发循环系统的损害与治疗

慢性肾衰竭患者继发心、脑血管疾病是最常见和最严重的并发症之一。据有关资料报道,约50%透析患者死于心、脑血管疾病。是此类患者死亡的第一位原因。病变早期可无明显的临床症状,但影像学检查可发现大动脉内膜-中层厚度增加,并有粥样斑块形成。在血液透析1~3年的患者中,动脉疾病发生率超过5%,明显高于同龄正常人。一旦形成则进展迅速,因此被称为"加速性心血管病"。慢性肾衰竭和血液透析患者心血管疾病主要包括两大类:①左心室心肌病变导致的心肌病;②冠状动脉供血不足造成的缺血性心脏病。病程进展至晚期,这两种病可互为因果,相互促进,最终导致循环功能衰竭而死亡。

1.发病原因

慢性肾衰和行血透的患者,并发心脑血管病变因素是多方面的,它包括糖尿病、高血压、脂质代谢异常、纤维蛋白异常、贫血、血浆容量扩张、低蛋白血症、促凝血因子、酸血症、氧化应激、动静脉瘘、动脉硬化等的变化,均是心脑血管病变的危险因素。

(1)高血压:高血压在慢性肾衰竭的患者中是最常见的并发症,在透析治疗中,仍有约65%患者未能满意地控制血压。其中有80%~90%患者为容量依赖性高血压,10%~15%是肾素依赖性高血压。高血压可导致左心室的室腔容积增加,缺血性心脏病以及心功能衰竭,高血压在左心室肥厚形成中具有十分重要的作用,而平均动脉压升高是导致左心室肥厚的关键。平均动脉压升高1.3 kPa(10 mmHg),左心室向心性肥厚的发生率升高48%,病死率升高22%。

(2)动脉硬化:动脉硬化的病理表现为动脉扩张,内膜中层增殖,动脉顺应性降低及动脉波反射的早期恢复下降,最终出现左心室肥厚。血流动力学异常改变,是造成动脉硬化的原因之一。这种病理改变是否可逆,目前尚不清楚。

(3)贫血:贫血是慢性肾衰竭的患者血流超负荷、左心室容量增加及左心室肥厚的原因之一。并且贫血与心功能衰竭,甚至病死率关系密切。

据统计显示:血细胞比容在0.26±0.05的范围内,每降低0.01患者的病死率升高14%,血红蛋白低于80 g/L时,病死率明显升高。

(4)容量超负荷:血容量增加是导致高血压左心室肥厚的重要原因,动静脉瘘也是与心脏增大增生有关,可导致超负荷的心肌病。目前,对动静脉瘘引起的血流动力学改变而致的危害因素尚缺乏足够的认识。

(5)氧化应激:CRF的氧化应激是由于体内的氧化物质增加和抗氧化能力

下降的双重作用造成的。血液透析患者的氧化水平进一步升高。氧化应激促进体内低密度脂蛋白(LDL)形成氧化修饰型 LDL(ox-LDL)。循环中高水平的 ox-LDL 是动脉粥样硬化形成的重要因素。此外,氧化应激促进多种糖、脂质和蛋白质的非酶氧化反应。生成具有活泼性质的羰基化合物,如甲基乙二醛、乙二醛、丙二醛及 3-脱氧葡萄糖醛酮等。活性羰基化合物能够直接作用于细胞或修饰蛋白,产生病理效应。

(6)脂质代谢异常:慢性肾衰竭和透析患者,常存在着脂质代谢异常。脂质代谢异常有 3 种情况:①极低密度脂蛋白(VLDL)和中间密度脂蛋白(LDL)升高,并导致高三酰甘油血症。②富含三酰甘油的 LDL 无变化或轻微升高。③高密度脂蛋白中(HDL)中的 HDL₂ 成分减少,导致 HDL 胆固醇浓度降低。血液透析患者 LDL 水平升高,而且 LDL 的结构和成分发生改变,无论在体内或体外均比正常人更容易被氧化成为 ox-LDL。

(7)钙、磷异常及继发性甲状旁腺功能亢进:低钙血症与缺血性心脏病有明显的关联。甲状旁腺功能亢进可能是心肌细胞死亡和心肌纤维化的主要原因。心肌纤维化导致心肌增殖、扩张性心肌病和心功能衰竭;而钙磷乘积的异常升高会导致血管和心脏瓣膜钙化。

(8)营养不良、低蛋白血症:因尿毒症患者长期胃肠功能紊乱,引发食欲缺乏、恶心、呕吐及长期透析的丢失致使全身营养不良,通常表现为低蛋白血症,及氨基酸、微量元素、维生素缺乏。已证实低蛋白血症是缺血性心脏病,心功能衰竭及患者死亡的重要危险因素之一。营养不良可导致心肌坏死和心肌组织及一些重要成分减少,造成左心室扩张,心功能不全。免疫功能低下而常引发细菌、病毒感染。

腹膜透析患者低蛋白血症比血液透析患者更加普遍和严重,这可能是腹膜透析患者晚期(2 年后)存活率低于血液透析患者的原因之一。

慢性肾衰的"微血管炎反应状态"是指以细胞因子驱动的,以促氧化过程为特征的慢性炎症状态。营养不良和炎症反应与慢性肾衰患者心血管并发症有密切关系,故最近国外学者提出营养不良-炎症反应-动脉粥样硬化理论,值得引起重视和认识。

2.发病机制

(1)心肌病。

左心室肥厚:左心室肥厚既是机体为维持正常血流动力学的代偿,也是一种逐步恶化的病理过程。心脏肌节数量增加和管壁增厚能够维持心室壁张力的稳定,降低能量消耗,心脏无需大幅度增加室壁张力,即可产生较高的血管内压力。

然而,左室肥厚的不利影响,在于降低了心肌内毛细血管密度,减少冠脉回流和心内膜下灌注,导致心肌纤维化,引发心律失常和心功能障碍。长期持续的左心室高负荷会导致血液透析患者心肌细胞凋亡发展为心肌病。此外,血液灌流降低营养不良、甲状旁腺功能亢进等均能导致心肌死亡。心肌细胞死亡后,左心室进行性扩张,心肌收缩功能降低。

左心室扩张:即使处于同一血压水平,CRF患者左心室内径也比同龄、同性别正常人明显增大,36%～38%的CRF患者左心室内径超过正常范围。

CRF患者左心室扩张的主要原因是:由于水钠潴留、动静脉瘘和贫血,导致的容量超负荷,心脏持续地高输出,以及由于营养不良、低蛋白血症和心肌灌注不足造成心肌死亡。

动脉病变:影响收缩压和脉压的主要因素是动脉的顺应性和动脉波反射的早期改变。CRF时这两个指标均降低。动脉顺应性降低可导致大动脉扩张和动脉内膜-中层增厚,这种病变类似老年性动脉硬化的改变,但与动脉粥样硬化的改变有所不同,病变原发于血管中层,呈弥漫性扩张和大动脉硬化。动脉增粗及内膜-中层增厚,与血管内的血流量和血流速度增加有关。

试验与临床研究均证明,血流的慢性增加可导致动脉内径增宽和动脉壁增厚,使心脏负荷增加。

瓣膜钙化与主动脉狭窄:28%～55%的透析患者被发现有动脉瓣钙化,其原因可能与循环钙、磷水平升高有关。有3%～13%的血液透析患者出现主动脉狭窄,而且病变进展迅速,进一步加重左心室肥厚。

心肌纤维化:发现CRF患者的心脏间质纤维化的严重程度比原发性高血压和糖尿病患者更为严重。其原因甲状旁腺功能亢进是这种病变的重要原因之一;肾素-血管紧张素系统激活,可能是间质纤维化形成的重要原因。因为血管紧张素转化酶抑制剂(ACEI)对间质纤维化具有抑制作用。此外,细胞外基质蛋白的异常修饰,以及修饰后蛋白对细胞的激活也可能参与了间质纤维化的形成。间质纤维化可造成心肌收缩功能障碍,左心室顺应性降低和心律失常。

(2)缺血性心脏病。

动脉粥样硬化:缺血性心脏病是CRF及透析患者的主要发病原因。透析患者动脉粥样硬化的发生率明显高于正常人。除高血压、吸烟等一般人群传统的危险因素外,CRF本身特异性危险因素参与了动脉粥样硬化的形成,如血管损伤、凝血因子异常、脂质代谢紊乱、营养不良、氧化应激等。

非动脉粥样硬化性缺血性心脏病：慢性肾衰竭可出现血管平滑肌增殖和内皮细胞损害，心肌毛细血管密度降低，心肌内小动脉壁增厚，血管内膜-中层增殖，以及交通动脉硬化等。这些病变影响心肌供血供氧，尤其发生于大冠状动脉或小冠状动脉血管壁时，容易诱发冠心病。此类病变称为非动脉粥样硬化性缺血性心脏病。并且非动脉粥样硬化性病变还可造成左心室肥厚。另外，CRF时心脏内能量生成转化障碍及调节失衡，而且，继发性甲状旁腺功能亢进使心脏对缺血缺氧的易感性提高。

（3）心功能衰竭：心功能不全是慢性肾衰的严重并发症和重要的死因。占慢性肾衰病死率的 45.6%，因心功不全和心律失常而死亡者占慢性肾衰死因的第二位（22.6%）。

心功能衰竭是由于心肌收缩功能障碍或舒张功能障碍造成。事实上舒张功能障碍是透析患者频繁发作及顽固性充血性心力衰竭常见的原因。左心室肥厚也可导致舒张功能障碍。透析患者的心脏病理改变与高血压心脏病相似，但比增生性心肌病轻。心肌纤维化和心肌舒张功能障碍导致的左心室硬化均造成左心室充血障碍。心肌收缩功能障碍与缺血性心脏病、血流动力学改变异常及尿毒症毒素有关。肾脏替代治疗，特别是肾移植术后，心肌收缩功能得到部分甚至完全恢复。心功能不全也可导致缺血性心脏病。左心室肥厚会影响冠状动脉血液供应，不仅造成左心室的局部损伤，并可进一步损害左心室的收缩和舒张功能。

（4）心包炎：心包炎、心包积液是常见的并发症之一，发生率占 15.3%。透析患者中有 3%～4% 死于心包病。心包炎分为尿毒症心包炎和透析相关性心包炎两种。前者主要发生于透析前或透析刚开始时。

心包炎的形成原因与尿毒症毒素、水电解质失衡、继发性甲旁亢和感染等有关；后者可能与透析不充分，以及使用肝素、血小板功能降低和感染等因素有关。表现为纤维素性心包炎，可发展为包囊性、纤维化、亚急性或慢性缩窄性心包炎。

3.临床表现

（1）动脉粥样硬化：动脉粥样硬化和非动脉粥样硬化性心脏病均表现为缺血性心脏病，可出现心绞痛，血液透析时可诱发心绞痛。

（2）心肌病变：最突出的临床表现是左心室肥厚和左心室舒张功能下降，心律失常，充血性心力衰竭，并可导致缺血性心脏病。

（3）心包炎：心包炎时可出现胸痛，卧位及深呼吸时加重。透析相关性心包炎时可有发热，心前区闻及粗糙的心包摩擦音，或触之有摩擦感。可有不同程度的心包积液体征。重则发生心脏压塞,血压突然降低,或透析过程中出现低血压,具有诊断价值。

(4)心功能不全表现:心悸,气短,气促,端坐呼吸,颈静脉怒张,水肿和肝大,严重者,可出现急性左侧心力衰竭。

注意:以上各类心脏病并不是孤立存在的,在病理改变中,可相互影响或同时存在。

4.辅助检查

(1)超声心动图检查:超声心动图检查是一种准确安全检测心脏功能与组织结构的手段。通过超声心动图分析,可以鉴别心功能衰竭形成的主要原因,是心肌舒张功能障碍,还是收缩功能障碍,心肌形态及各瓣膜功能情况,对临床治疗具有重要意义。超声心动图还可应用于无症状透析患者,心血管疾病,心包病的普查诊断,可发现早期心脏病变。

(2)冠脉造影:对病情许可的患者可行血管造影。

5.鉴别诊断

心肌病与冠心病

在慢性肾功能不全及肾衰透析的患者中,当出现心功能衰竭或缺血性心脏病症状时,对是否心肌病或冠心病的鉴别诊断是非常重要的。

因在慢性肾衰竭和透析患者并发心脏损害时表现因人而异,心肌病所表现的向心性左心室肥厚、左心室扩张或心肌收缩功能障碍,在缺血性心脏病时也可能出现。此外,约有 25% 的缺血性心脏病是由非动脉粥样硬化性病变造成。再则,心肌病也能够促进缺血性心脏病的进展。

6.治疗

(1)纠正可逆性危险因素。①控制高血压:将血压控制在 18.7/12.0 kPa (140/90 mmHg)以下。②保证充分透析,适当调整饮食,尽量提高血浆白蛋白的浓度,保持在正常范围。③减轻因水、钠潴留和动静脉瘘导致的血流动力学超负荷。④改善贫血状态:应用促红细胞生成素改善贫血,血红蛋白控制在 100～110 g/L,避免过高。注意纠正贫血过高时导致高凝状态,而诱发缺血性心脏病。在有缺血性心脏病症状的患者,血红蛋白的目标值不宜超过 100～110 g/L,无缺血性心脏病者也不宜超过 110～120 g/L。⑤改善治疗脂质异常:将血浆胆固醇、低脂蛋白、三酰甘油降至正常值以下。⑥纠正继发性甲状旁腺功能亢进和钙、磷紊乱,使血清钙＞2.2 mmol/L。血磷＜2.0 mmol/L,PTH＜200 pg/mL 以下。⑦抗氧化治疗:口服维生素 E、维生素 C。⑧补充叶酸或维生素 B_{12},降低血同型半胱氨酸水平。⑨调整饮食,保证精蛋白的补充和富含维生素、微量元素食物的摄入。戒烟酒。

(2)药物治疗。

心功能衰竭的药物治疗。①ACEI类药物:ACEI类药物能缓解CRF患者心功能衰竭的症状,降低发病率和病死率。本类药品最大的优点是既可治疗心脏收缩功能障碍,也能改善舒张功能,对于射血分数降低至35%以下而无症状,或者出现心肌梗死且射血分数低于40%的患者,ACEI对进一步发展为充血性心功能衰竭均具有防治作用。②高辛:无论是否伴有心房纤颤,地高辛都可用于透析患者的心功能衰竭和收缩功能障碍者。然而,因地高辛可提高心肌的收缩力,会影响心脏的舒张功能,故心脏舒张功能障碍的患者应避免使用地高辛。此外,在低血钾时应用地高辛可诱发心律失常。③其他药物:硫酸盐类和肼屈嗪不宜应用心脏舒张功能障碍的患者,对于顽固性心功能衰竭的患者,慎用β受体拮抗剂。④心绞痛者药物治疗:长效硝酸盐类药物对CRF患者心绞痛同样具有良好效果,然而在血液透析中,出现心绞痛时,舌下含服硝酸盐类药物易引发低血压,故应尽量避免使用。此时,吸氧,减少超滤或液体交换量,通常能够缓解症状。β受体拮抗剂和钙通道阻滞剂也可用于治疗心绞痛,但是短效钙通道阻滞剂可能导致血压骤然下降,使用时应密切观察。⑤冠状动脉重建:国外统计表明,透析患者行经皮冠状动脉内支架置入术,或经皮冠状动脉腔内成形术后,复发率和病死率均高于非透析患者。但是,手术后短期存活率和症状缓解均优于药物治疗。

(四)并发消化系统损害与治疗

尿毒症继发消化系统损害是最早最常见的临床表现。终末期肾衰患者几乎均有消化道症状,但大多数是非特异性的表现,如食欲减退,恶心,呕吐,出血等,尤其是晨起表现为甚。经适当的治疗和低蛋白饮食后,或透析后,可使消化道症状有一定程度的缓解。同时肾衰患者也常伴有消化道组织结构和功能的改变。

1.病因及发病机制

(1)体内毒素聚集而致:当肾衰竭时,体内的代谢废物毒素不能通过肾脏排出体外而聚积于体内,可以依赖性地阻断碳水化合物和蛋白质摄入、消化和吸收,这些毒素作用于脑内特异性的受体或神经递质而抑制饮食。

(2)瘦素和神经肽的作用:瘦素和神经肽Y在食物摄入和能量消耗方面,有重要作用。瘦素在脂肪细胞中产生,当脂肪组织容积大时,通过下丘脑调节机制减少食欲。神经肽Y产生于下丘脑,被认为是最具有效应的胃纳刺激物。与其他的肽素激素一样,瘦素从肾脏排出,肾功能不全时排出减少,导致血浆瘦素水平升高。尿毒症患者血瘦素水平升高,仍与体脂成比例。腹透和血透患者即使体质指数正常,而血清瘦素仍高,提示脂肪细胞-下丘脑瘦素调节系统异常。

(3)代谢性酸中毒而致:尿毒症患者存在的代谢性酸中毒,也可以引起恶心、呕吐、食欲减退等消化系统症状。

(4)消化道溃疡表现:慢性肾衰竭患者,消化性溃疡发病率比正常人高,原因尚未清楚,可能与以下因素有关。①低血钙可使胃泌素增加,因而,可能与消化性溃疡的发生有关。②当肾衰竭严重时,由于肾组织破坏严重,前列素合成减少,而前列素 E_2 能影响胃黏膜血流,具有保护胃黏膜的作用,因而容易发生消化道溃疡。③血尿素氮增高,胃黏膜抵抗力下降,而易发生消化性溃疡。

(5)上消化道出血:上消化道出血是尿毒症患者的重要合并症,浅表黏膜病变或消化性溃疡,是上消化道出血的主要原因,尤以前者最常见。其因:①胃和十二指肠血管发育不良。②尿毒症凝血因子变化,也是消化道出血的主要原因。慢性肾衰竭患者上消化道出血发生率较正常人高。

2.临床表现与诊断

(1)食欲缺乏:腹部胀闷,口淡无味,渐而恶心、呕吐,便秘不畅,口腔炎,口腔溃疡,口中有臭味(主要是由于含脲酶的微生物释放氨所致),以上表现是肾衰竭患者最早、最常见的临床症状。

(2)食管炎:吞咽疼痛,吞咽困难,常提示有食管炎存在。尿毒症患者上消化道出血约 $10\% \sim 17\%$ 为食管炎所致。由于尿毒症患者免疫功能低下,尤其是肾移植后患者,常应用免疫抑制剂,可发生病毒性和真菌性食管炎,可通过食管黏膜活检或食管冲刷图片而诊断。口服酮康唑或静脉滴注两性霉素 B 可控制。

(3)消化性溃疡:多表现反酸、嗳气、上腹部隐痛,有明显的上腹部压痛,常需上消化道钡餐造影及内窥镜检查确诊。

(4)呕血,便血:大便呈柏油样为上消化道出血而致,上消化道出血是尿毒症患者常见重要的并发症,是中、重度肾衰患者死亡原因之一,约占肾衰患者死亡的 $3\% \sim 7\%$。慢性肾衰竭进行血透患者,常有出血倾向,主要是因为与透析肝素化有关。上消化道出血患者不易停止,多可加重慢性肾衰的贫血程度,而且还可增加蛋白质的分解代谢,使尿素氮增加,加重患者呕吐和食欲减退等尿毒症症状,形成恶性循环。

3.治疗

(1)食欲缺乏治疗:对于恶心、呕吐、食欲缺乏、厌食者,口服或肌内注射甲氧氯普胺、氯丙嗪,多以中医中药外治和内治疗效尚可。透析后可明显改善尿毒症患者胃肠道症状。

(2)消化性溃疡治疗:溃疡患者的治疗与一般溃疡性病治疗相同,在进行治疗时,定要区分是否有幽门螺杆菌(Hp)感染存在。如阳性应首先应用质子泵抑制剂,胶体铋剂,抗生素做根除 Hp 三联治疗。在抗 Hp 结束后,再予 2~4 周抑制胃酸治疗。对 Hp 阴性者,应用任何一种质子泵抑制剂或 H_2 受体阻滞剂。十二指肠溃疡疗程为 4~6 周,胃溃疡为 6~8 周。也可加用黏膜保护剂,如氢氧化铝凝胶等。H_2 受体拮抗剂主要经肾排出,因此,慢性肾功能患者应按肌酐清除率而减低用量。

(3)上消化道出血治疗:在上消化道出血时,还应避免使用可导致溃疡的药物。还可应用抗酸药物或局部内镜止血和应用血管升压素,生长抑素,静脉输注血浆等。

血液透析能否减少出血,还应进一步观察。对透析患者应调整肝素的用量。

(五)并发血液系统损害与治疗

慢性肾功能不全可以出现血液系统的多种异常表现。在不同阶段而表现程度不同,但在终末期表现更为明显,如贫血,血小板减少,白细胞异常,其中以肾性贫血最为常见。

1.病因及发病机制

(1)肾性贫血是由于多种因素造成的,形成的主要原因有:①慢性肾衰竭时,促红细胞生成素(EPO)合成不足:是肾性贫血的主要原因。约有 90% 以上的 EPO 是由肾组织产生,产生部位在肾远曲小管和肾皮质及外髓管周毛细血管内皮细胞。随着慢性肾衰过程中肾组织的破坏,EPO 产生减少,贫血的程度与肾功能损害程度呈正相关。②红细胞生长因子的作用:尿毒症患者血中存在某种抑制红细胞生成的物质,可抑制红细胞增殖和血红蛋白的合成,包括甲状旁腺素、精氨和多胺精氨,某些大分子蛋白等。③红细胞寿命缩短:溶血是红细胞寿命缩短的主要因素之一。④其他因素:尿毒症毒素干扰细胞膜的功能和膜的稳定性,红细胞渗透脆性增加。⑤铁缺乏,叶酸缺乏,消化道出血,严重的甲旁亢或甲状旁腺功能减退,及透析管路残留血过多等。

(2)血小板异常:由于外周血小板破坏增多,血小板数降低,或血小板功能异常而致血小板聚集和黏附能力下降。这些异常可能和某些尿毒症毒素有关,因透析常能迅速纠正出血倾向。

(3)白细胞类异常:白细胞计数多正常,但部分病例有颗粒细胞和淋巴细减少。尿毒症患者对所有类型的白细胞均有不良影响,以中性粒细胞的趋化性、吞噬和杀灭细菌的能力减弱最为突出,而导致急性炎症反应和延迟性变态反应的减弱,故尿毒症患者易发生感染。白细胞的异常及功能障碍可能与尿毒症毒素、酸中毒、营养不良及氮质血症所致的体液高渗透压有关。

2.临床表现及诊断

(1)贫血(正细胞正色素性贫血):在慢性肾衰竭继发贫血时,可因不同的基础疾病出现的贫血程度有很大差异。多囊肾肾衰患者的贫血常比其他原因肾衰引起的贫血较轻;伴有高血压的肾衰患者,血细胞比容高于血压正常的患者;伴有肾病综合征的患者,贫血程度比无肾病综合征者严重;这可能与大量丢失蛋白、EPO、转铁蛋白和必需氨基酸减少有关。肾性贫血会引起一系列生理异常和表现如下:①组织供氧下降,心排血量增加,心脏增大,心室肥厚,心绞痛,充血性心力衰竭,心悸气短,动则加甚。②月经周期变化,男性者出现阳痿、性功能障碍,儿童患者生长发育迟缓等。③大多表现症状有认知和精神敏感度下降,头昏、乏力、失眠、食欲缺乏等。④单纯性肾性贫血为:正细胞正色素性贫血,如伴有缺铁、叶酸者可出现小细胞低色素性或大细胞性贫血。血红蛋白和(或)血细胞比容,红细胞计数降低,网织红细胞计数可降低、正常或轻度升高。

血清铁蛋白是反应铁储备的情况,即储存在肝脏、脾脏和骨髓网状细胞内的铁。转铁蛋白饱和度反应生成红细胞可获得铁,与血清铁蛋白的饱和度一样。血清铁蛋白水平过低或过高,可以精确反映缺铁或负荷过量,血清叶酸水平正常或降低。

(2)出血倾向:临床多表现皮下大片出血发紫,呕血呈酱油色,便血呈柏油状,女性月经过多,时有外伤后可出血不止等。

(3)血常规检查:白细胞计数正常,部分患者粒细胞、淋巴细胞、血小板减少。

3.治疗

(1)肾性贫血的治疗。

维持性透析:无论血液透析或腹膜透析均能改善肾性贫血状况,这可能与透析能清除某些抑制 EPO 发挥作用的因子有关。

肾移植:肾移植后可改善贫血状况。

输血治疗:一般认为血红蛋白>60 g/L 时,就能维持机体最低限度的氧供应,不需输血,如果血红蛋白<60 g/L 时,特别是已出现明显贫血症状(如冠状动脉或脑血管疾病的症状加重时等),则应小剂量多次输血。

EPO 及铁剂、叶酸的应用治疗:EPO 的应用疗效明显,是治疗肾衰贫血的一次重大革命,适用于慢性肾衰竭贫血未透析和透析的患者。为使 EPO 充分发挥作用,需补充足够的铁剂、叶酸和其他的造血原料。EPO 治疗 10 天,外周血网织红细胞增多,4 周内血红蛋白和血细胞比容增加,增加速度与 EPO 用量有关。

EPO 的使用方法及用量:应首选皮下注射方法:应用剂量成人每周 $80 \sim 120$ U/kg(通常每周 6 000 U),每周可分 $2 \sim 3$ 次注射。

静脉注射方法:对于刚开始进行血透患者,可用剂量每周 $120 \sim 180$ U/kg(通常每周 9 000 U),每周分 3 次使用。应用 EPO 如何增减剂量,应每 $1 \sim 2$ 周检测 1 次血红蛋白和血细胞比容(Hct),直至达到目标值。目标值为 $110 \sim 120$ g/L,对于绝经期前和青春期患者目标值为 110 g/L,对于成年男性和绝经期后的女性,目标值为 120 g/L。当血红蛋白达到稳定目标值及 EPO 剂量足够时,应每 $2 \sim 4$ 周监测 1 次。如果在 EPO 治疗开始后或剂量增加后 $2 \sim 4$ 周,Hct 比初始值增长不足 2% 时,则 EPO 剂量需增加 50%。如果 Hb/Hct 每个月的绝对值增长超过 30 g/L,或超过目标值,则 EPO 剂量应减少 25%,导致 EPO 反应不足和疗效差的原因有:感染炎症,慢性失血,纤维性骨炎,铅中毒,叶酸、铁或维生素 B_{12} 缺乏,营养不良和溶血,或多发性骨髓瘤等因素。

不良反应主要包括以下几点。①高血压:发生率可达 23%,在开始使用时应严密观察血压,如发现血压升高,应减少 EPO 的剂量,减慢 Hct 上升速度,即可减少高血压的发生率;②头痛:有少数患者应用 EPO 后感头痛,可能与 EPO 用量过大,及血红蛋白上升过快,血压上升,血液黏稠度增加有关;③肌痛和输液样综合征:一些患者在静脉使用 EPO 后,可出现肌痛、寒战、出汗等输液反应,这些症状可随着给药或间断给药而消除。

注意事项:血液透析难于控制的高血压患者,某些白血病、铅中毒患者及孕妇禁用,对本品过敏者禁用,癫痫患者、脑血栓形成患者慎用。应用期间应严格检测血压、血栓情况及血清铁含量。

铁剂的应用:机体内铁剂的状况监测指标,为转铁蛋白饱和度(TSAT)及血清铁蛋白。

口服补铁:口服补铁剂量为每天至少 200 mg 元素铁。

静脉补铁:如口服补铁或不宜服用的患者,不能保持足够的铁状况时,可予右旋糖酐铁 25 mg 试验剂量后,给予 $500 \sim 1\,000$ mg 单剂量静脉注射,需要时可重复使用。

血液透析的患者口服铁剂治疗很难保持足够的铁供应,大部分患者需静脉输注铁剂治疗。如 TSAT < 20% 或血清铁蛋白 < 100 ng/mL,成人每次血透可给

予 $100\sim125$ mg,共 $8\sim10$ 次,如果达到目标,则可给予另 1 个疗程。如患者达到目标值,建议每周使用铁剂 $25\sim125$ mg 1 次。对于 TSAT $\geqslant50\%$ 和血清铁蛋白 $\geqslant800$ ng/mL 者应停用静脉铁剂 3 个月,当 TSAT $<50\%$ 及血清铁蛋白 <800 ng/mL后,再次使用静脉铁剂,剂量减少 $1/3\sim1/2$。一旦达到理想的 Hb/Hct 及铁储备,血液透析患者的静脉铁剂用量可以维持于每周 $25\sim125$ mg。注意在测定铁指标时需停用铁剂 2 周后进行或至少 7 天测定。

补充叶酸 10 mg,每天 3 次,特别是维持性透析患者在透析中会丢失叶酸。

(2)有出血倾向及出血者的治疗:治疗出血的办法是用透析疗法,然而在透析时全身肝素化,有增加出血的危险性,因此,对有出血倾向的患者,应采用局部肝素化或无干素透析。在消化道小量出血时,可用抗纤维蛋白溶解的止血药氨基己酸静脉滴注。有学者认为使用雌激素口服有效。

(六)并发神经肌肉系统损害与治疗

神经肌肉系统的损害是慢性肾衰竭的常见继发症之一。多表现为头痛、睡眠障碍、周围性多神经性病变,麻木,抽搐,疼痛,自主神经紊乱,较少见周围性单神经病变。神经肌肉系统的病变与肾衰竭严重程度水平相关。与原发疾病种类无关。但某些原发疾病同样影响着中枢性和周围性神经肌肉系统,如淀粉样变性,糖尿病,系统性红斑狼疮,结节性多动脉炎,肝功能衰竭和某些先天性疾病。

1.病因及发病机制

尿毒症神经肌肉系统的病变,病理生理机制尚未完全清楚,与以下因素有关。

(1)毒素:与尿毒症毒素:尿素氮、肌酐、胍类物质,肠道细菌代谢产物,PTH,中分子物质等的蓄积相关。

(2)肠道细菌:肠道细菌可以合成尿毒症毒素,而且由于肠道黏膜通透性升高,细菌产物吸收增加,作用于神经肌肉系统有关。

(3)其他因素:引起加重中枢或周围神经系统病变的因素。①水电解质紊乱:在肾功能快速下降时,常发现低钠血症和水中毒,可以加重和引起尿毒症患者中枢神经系统症状。②酸碱平衡紊乱。③高血压引起脑血管痉挛。④药物毒性,感染,出血等都可以引起或加重神经系统器质性或功能性损害。

2.临床表现及诊断

慢性肾衰竭常引起中枢神经、周围神经、自主神经的病变,常发生于慢性肾衰竭的过程中,并且神经系统病变也与慢性肾衰竭的预后相关。

(1)中枢神经系统病变:常表现为非特异性,与其他中毒性脑病难于鉴别。

早期表现:主要表现头晕脑涨,体倦乏力,注意力不集中,记忆力减退,失眠,易激动或情感淡漠。

中期表现:随病情加重,可出现性格和行为的改变,情绪低落,定向力障碍,综合分析能力下降。有些患者出现幻想、幻觉、幻听、甚至出现自杀倾向。

晚期表现:可出现构音困难,扑翼样震颤,多灶性肌痉挛,手足抽搐,进一步出现意识模糊,昏迷,甚至死亡。小部分可出现脑电图异常,大部分脑电波减慢。

透析治疗后可使上述表现得到不同程度改善,肾移植后将其得到极大改善。

(2)周围神经系统疾病:病变症状在临床中出现较晚,常出现于 CRF <20 mL/min的患者,或出现尿毒症持续至少 6 个月以后。尿毒症周围神经病变较为常见,男性多见,缓慢进展。

早期表现:远端对称的感觉-运动神经病变。主要侵犯感觉神经,下肢远端的轻度感觉异常,即"不安腿"或"烧灼足"综合征,多发生在晚上,活动后可缓解。

肌肉易激痉挛性疼痛或虚弱:体征包括肌肉萎缩,深反射消失,反射异常或缺失(尤其是踝反射),感觉受损(震动、轻触、压力和疼痛)。透析治疗可以改善严重多发性周围神经病变症状。肾移植后可得到极大的改善。周围神经单神经病变较少见。

神经传导速度(NCV)下降检测,是评估周围神经病变的客观证据。在 GFR 下降的患者中发生率是 $15\%\sim85\%$,感觉神经 NCV 减慢发生率为 90%,而运动神经 NCV 减慢发生率仅为 40%。有临床症状患者,NCV 减低更为明显。

(3)自主神经系统病变:自主神经病变出现 $20\%\sim80\%$ 的糖尿病肾病患者,其中严重的肾衰竭患者占 60%。透析患者临床表现为,瞳孔缩小,唾液稀薄,心动过速或缓慢,皮肤多汗或干燥等症。

(4)尿毒症肌病:肌肉系统的病变是尿毒症患者常见的继发症之一。常与周围神经病变同时出现。尿毒症肌病肌痛发生的原因是综合性的。

缺乏维生素:维生素的缺乏是主要原因。

甲状旁腺功能亢进:其他尚与继发性甲状旁腺功能亢进钙、磷代谢紊乱、血管钙化等因素有关。

临床上需与周围神经病变所致的肌病鉴别,后者主要累及下肢远端肌肉,有感觉和传导的障碍,跟腱反射消失。血中磷酸肌酸激酶,无机磷浓度正常或降低。

3.治疗

(1)透析及肾移植治疗:早期和充分的透析治疗,可以改善严重的中枢神经系统损害和周围神经病变的症状,但不会完全彻底恢复。成功的肾移植几乎可改善所有患者的神经病变。一般在数天至数月时可显著改善,但不能改善自主神经功能失调。

(2)对症治疗:①对烦躁失眠、头痛,应用地西泮等镇静催眠药治疗。②对于精神异常患者,如幻想、幻觉、幻听,可使用吩噻嗪类药物,镇静安神治疗。③如出现精神压抑,情绪低落,甚至有自杀倾向者可服用丙米嗪 150~250 mg/d,主要应用于预防。④纠正水、电解质紊乱:在治疗的同时,必须注意纠正水、电解质失调,尤其是低钙血症。如低钙血症时应及时静脉注射钙剂纠正,可控制抽搐发作。⑤对于癫痫样发作者,静脉注射地西泮,疗效显著,每次 5~10 mg,呼吸抑制作用较巴比妥类药物为轻。

(3)尿毒症肌病治疗:口服 $1,25\text{-}(OH)_2D_3$,首次剂量为 $0.5\ \mu g/d$,然后逐渐加大至有效剂量,肌无力还常在 2~3 周内改善。大多数患者在数月内完全治愈,少部分应用 $1,25\text{-}(OH)_2D_3$,无效。应用本药时,最危险并发症是高钙血症,一旦出现应立即停止服用,使血钙恢复正常水平时再用小剂量维持治疗。

(七)并发皮肤损害与治疗

尿毒症患者继发皮肤损害者最常见。其发病率和严重程度随肾衰竭进展而不断加重。透析治疗开展以来,尿素霜已明显减少或消失,而尿毒症的其他损害表现,如迟发性皮肤卟啉病、林赛氏指甲征、皮肤肿瘤有增加的趋势。

1.病因病机及临床表现

(1)皮肤病变:尿毒症患者在透析前或透析中均可发生皮肤病变。

主要表现:皮肤干燥、皮肤脱屑、外观像鱼鳞癣样,大多数患者遍及全身躯干和四肢,尤以四肢伸侧为严重。透析治疗难于缓解。

病因及发病机制:可能与汗腺功能受损而致;也可能与维生素 A 的代谢异常有关。也有学者认为,可能与尿毒症患者脂蛋白代谢异常和免疫功能低下有关,常规的润滑剂难以奏效。透析治疗难于缓解。

(2)皮肤瘙痒症:是尿毒症患者最常见的继发病之一,约半数患者为全身瘙痒。透析可改善部分患者的症状。

病因及发病机制:为 PTH 引起的高钙血症,使皮肤钙化和刺激皮肤肥大细胞释放组胺被认为是一个主要的致病因素。另外,可能与维生素 A 过多症、肝素和透析膜的成分变态反应及难于透出的毒性物质有关。皮肤组织活检发现皮肤组织内钙、磷、镁的含量均较无瘙痒的透析患者较高,因而,可能是一个多因素共同作用的结果。

临床表现:部分患者瘙痒均为仅有症状,而无皮肤损害。有些患者可表现为结节性瘙痒,角化性血疹和单纯性苔藓,多见于四肢伸侧,严重者可发生皮肤溃疡。大多数患者常因贫血而面色苍白,色素沉着异常而呈灰黄色。部分患者因有出血倾向而有皮下瘀血和血肿,由于甲旁亢 PTH 增多,而有转移性钙化。由于对阳光过敏,而产生水疱样损害。

(3)皮肤附属器官和血管损伤:是常见的并发症之一。

临床表现:为脱发,多见于腿部和前臂,秃顶少见,毛发检查发现处于生长静止期。长期透析的患者可见汗腺萎缩,皮质腺萎缩,其原因尚不清楚。

病因:维生素 A 过多可能是致病因素。

林赛氏指甲征表现是尿毒症的典型表现,可有指甲色素的改变和营养不良,10%～35%的透析患者可现此类变化。其表现特点远端甲床呈红色、粉红色或棕色,并有明显的分界线,按压后不能明显消退。

尿毒症患者近端皮肤坏死和周围性坏疽罕见,一旦发生则预后较差,多于数月内死亡。大约 75%外观正常的尿毒症患者,皮肤活检显示有严重的微血管病变,其病理改变表现为内皮细胞增生或坏死,基底膜增厚。病因有待研究。

2.治疗

皮肤瘙痒症治疗:可用炉甘石洗剂外擦,或止痒酒精外擦。紫外线治疗颇为有效。抗过敏药物疗效不确切。静脉输注利多卡因可减轻瘙痒,但维持时间较短。有资料报道口服活性炭可去除多种毒性物质,数周后可减轻缓解瘙痒症状,用量 6 g/d。

透析治疗有部分患者可以得到缓解。对于各种治疗措施难于缓解者,应考虑甲状旁腺次全切除术。如不能缓解,肾移植可获得满意疗效。

(八)并发内分泌系统损害与治疗

尿毒症患者常致内分泌系统功能失调而异常,临床表现的常有:①肾脏产生的促红细胞生成素和 $1,25\text{-}(OH)_2D_3$ 不足,导致贫血和骨软化症。②肽类激素代谢清除减少导致其半衰期延长,提高了在血浆中的水平,维持性透析者血浆中催乳素升高的发生率为 70%。③因尿毒症对性腺有毒性作用,导致性激素产生不足,并可诱导对靶器官对激素的抵抗作用。④胰岛素抵抗,表现为对葡萄糖不耐受。⑤尿毒症循环激素抑制物的活性增加,靶器官对生长因子抵抗,使患儿生长迟缓。这里主要阐述 CRF 患者甲状腺及性腺功能障碍。

1.甲状腺功能障碍

尿毒症患者常伴有甲状腺功能障碍及甲状腺肿发生率较高。甲状腺功能障碍,以甲状腺功能减退为常见。甲状腺亢进者发生率与普通人群无明显差异。

(1)病因病机:甲状腺肿大可能与分泌碘化物不足有关。甲状腺功能减退与CRF 患者甲状腺代谢功能异常,甲状腺碘化物不充分,T_4 转换为 T_3 受抑制,对T_3 的生热反应受抑制。此外,代谢性酸中毒也可影响肾功能。代谢性酸中毒可以诱导甲状腺素分泌减少,促甲状腺激素(TSH)水平增高。然而在糖尿病肾病CRF 患者中,甲状腺功能低下者增多,尤以老年和女性多见。

(2)临床表现。①一般表现:因体温基础代谢率减低,患者常有怕冷、低体温、疲乏无力、嗜睡、体重增加、皮肤干燥、便秘。②神经系统表现:听力下降、深部腱反射减弱或消失。③颜面及足部水肿。④检验室检查:监测血、TSH、T_3、T_4 等水平。

(3)治疗:对于证实有甲状腺功能减退的患者,应给予甲状腺素治疗,视病情程度用量酌情。

2.性功能障碍

慢性肾衰竭及维持透析的患者常见性功能障碍。并可随血透的进行而加重,约占 38%～80%,年龄＞40 岁者为甚,主要表现为男性阳痿,女子性欲减退,月经失调,子宫出血,囊性卵巢病,CRF 晚期出现闭经不孕,开始透析治疗后部分患者可恢复。

(1)病因及发病机制:性功能减退原因目前尚未明确,可能与以下因素有关。①精神忧郁:可能引起激素分泌不足而致性功能低下。②锌缺乏:可以引起睾丸萎缩。③性激素水平异常:慢性肾衰者血睾酮水平降低,雌二醇正常,睾酮与雌二醇的比值下降,卵泡刺激素(FSH)正常,黄体生成素(LH)升高。此外,在血透患者常见男性乳房发育症可能与血透患者催乳素水平升高,血中睾酮及睾酮与雌二醇的比值降低,营养改善有一定关系。④尿毒症患儿常发生发育生长延迟,常与体内产生生长因子抑制物有关。另外,代谢性酸中毒也可干扰生长因子作用,导致肌肉蛋白质代谢缺陷。

(2)治疗:用含锌的透血液可改善性功能,口服锌剂可使血睾丸素水平恢复正常,卵泡刺激素和黄体生成素降低。结合中医中药益肾滋阴壮阳论治。

(九)并发代谢失调与治疗

慢性肾衰竭常并发糖、脂质、蛋白质失调,及代谢废物的潴留,是临床最常见的并发症之一,几乎所有慢性肾衰竭患者和行透析者均存在。

1.糖类代谢异常

慢性肾衰竭患者多有葡萄糖耐量的异常。故有"尿毒症假性糖尿病"之称,其空腹血糖正常或略有升高,糖耐量试验呈轻度糖尿病曲线。

(1)病因及发病机制:目前认为,慢性肾衰竭患者的糖耐量异常与靶器官对胰岛素抵抗有关。充分的透析和肾移植可显著提高组织对胰岛素的敏感性,同时也可使胰岛素分泌正常。

尿毒症患者虽有血糖升高,但临床无明显症状。在糖耐量异常情况下,对进行透析的患者,透析液中糖的含量应密切关注及控制。

假性低血糖在慢性肾衰竭或进行透析的患者中并非少见。有学者认为,可能与高胰岛素有关。由于胰岛素在肾的清除和降解发生障碍,胰岛素半衰期延长,血中胰岛素可轻度增加。尿毒症时,供肝糖异生的丙氨酸减少,因而肝糖异生的减少在自发性低血糖反应中可能发挥重要作用。

(2)治疗:防治肾衰竭患者的糖代谢异常,应鼓励多食入复合碳水化合物,如谷类、麦类食物,避免过多摄入精制碳水化合物,如葡萄糖、蜜糖等,以减少三酰甘油的合成,并可改善葡萄糖耐量。

2.脂质代谢障碍

慢性肾衰竭非透析尿毒症患者和维持性血透、腹膜透析患者,均可导致高脂血症。

(1)病因及发病机制:①血浆 PTH 水平升高,降低了脂解酶的活性,影响三酰甘油的清除。②由于慢性肾衰竭的患者饮食,常常对蛋白质、钠、钾、水都有严格限制。为提供充足的能量而不得不摄入大量的精制糖,因而增加了三酰甘油的生成。③血浆和肝脏脂蛋白脂酶和卵磷脂胆固醇乙酰转移酶的活性降低。④维持性血液透析时,应用肝素可以耗竭体内脂解酶的活性。透析过程中肉毒碱和赖氨酸丢失,影响脂肪酸氧化而引起三酰甘油升高。腹膜透析患者为透析中提供了一定量的葡萄糖负荷,更进一步刺激了血三酰甘油和胆固醇的升高。

(2)治疗。①饮食治疗:将碳水化合物摄入量减低至总能量的 35%,可以达到减低血三酰甘油的目的。②药物治疗:鱼油:Omega-3 脂肪酸存在于鱼油中,它可以降低血三酰甘油水平,对 HDL、LDL 的脂质紊乱也有作用,并能降低血小板聚集,有一定的抗炎作用。同时,还可增强免疫力,也能延缓 IgA 肾病的进展。HMC-CoA 抑制剂,可以抑制胆固醇合成,降低血总胆固醇、LDL 和某些载脂蛋白的水平,并升高 HDL 水平。它可以降低 LDL 载脂蛋白 B100 达 30%,使 HDL水平升高 10%,是目前疗效最好的降脂药物。

3.蛋白质及氨基酸代谢失调

慢性肾衰竭非透析和透析患者常可导致蛋白质代谢异常,营养不良,是由多种因素引起的。

(1)病因及发病机制。①蛋白质摄入减少:各种原因引起的蛋白质丢失增加。由于慢性肾功能患者食欲缺乏,常导致蛋白质的摄入减少,再加上饮食中蛋白摄入限制,这是蛋白质营养不良的重要原因之一。②代谢性酸中毒:由于代谢性酸中毒,引起的必需氨基酸和蛋白质分解增加,也是重要原因。③维持性血液透析治疗的影响:维持性透析患者,常存在慢性炎症状态。血中一些炎症因子,如肿瘤坏死因子、白介素、C反应蛋白的水平增加,这些炎症因子可以引起食欲不佳,并刺激蛋白质代谢,从而加重蛋白质营养不良。④析性蛋白质丢失:维持性血液透析中,低通量的透析器每次可以丢失氨基酸6~10 g,肽类2~3 g,高通量透析器每次可丢失平均8~9 g氨基酸。腹膜透析(CAPD)患者,每天从透析液中丢失的蛋白约为9 g,其中白蛋白约5 g。发生腹膜炎时,蛋白丢失更多。⑤失血:消化道出血、抽血实验室检查等原因也是蛋白质丢失的原因之一。⑥必需氨基酸和蛋白质代谢失调:代谢性酸中毒也是引起蛋白质营养不良的重要原因。代谢性酸中毒患者可加重蛋白质降解,而给予碳酸氢钠纠正酸中毒后,常可恢复正常。

代谢性酸中毒通过增加支链氨基酸的氧化,可促进必需氨基酸的分解代谢。慢性尿毒症患者肌肉内支链氨基酸氧化率增加,加速了骨骼肌蛋白的分解代谢。

(2)临床表现。①消瘦:由于负氮平衡和每天热量摄入不足,患者常有肌肉消瘦和脂肪组织减少。但患者常因水、钠潴留,体重无明显减轻,故常不易察觉。②水、钠潴留:尿毒症患者的水、钠潴留,以细胞内总液量增加为主,常较细胞外液多,这是因为细胞运转功能失调,钠-钾泵作用障碍,大量钠进入细胞内缘故。当开始维持透析治疗后,随着体内水、钠潴留的消除,患者即显示出意外的消瘦。③全身表现:乏困无力,欲静不欲动,头晕,失眠等。

(3)治疗:补充必需氨基酸:对于慢性肾衰竭患者和进行维持性透析患者,除了应限止低生物价值的蛋白质摄入外,还应注意必需氨基酸的补充和足够热量摄入,以纠正负氮平衡,改善患者的营养状况。

4.代谢废物的潴留及治疗

(1)病因、发病机制及临床表现:当慢性肾衰竭时,由于肾小球有效率过滤降低,机体内的一些代谢产物不能经肾脏从尿中排出,如血中的尿素氮、肌酐和血尿酸等废物水平增高,继而可致机体损害。代谢废物对机体的毒性作用如下。

尿素增多:尿素可随机体分布全身,随汗液分布于皮肤时可在皮肤表面析出结晶,形成尿素霜,而致皮肤损伤、瘙痒、干燥、脱屑等表现。

尿毒症口臭:在机体生理功能正常时,15%～40%的尿素在胃肠道分解成氨和二氧化碳。尿毒症时尿素可代偿性地从消化道排泄增多,消化道细菌、尿毒酶的活力增加,尿素经细菌尿素酶的作用,分解为碳酸铵及氨,可形成尿毒症口臭。

消化道症状:也可造成消化道黏膜广泛的炎症和溃疡而出现恶心、呕吐、食欲缺乏、腹泻和消化道出血等一系列症状。

胸肺部表现:尿素及其他潴留的代谢产物,从呼吸道排出,可产生尿毒性肺炎、胸膜炎。

心包:从心包排出可产生尿毒症心包炎,但尿毒性心包炎与血尿素氮、肌酐水平升高不一定平衡。

尿酸增高:慢性肾衰竭时,血尿酸可升高。当肾小球滤过率降至 15 mL/min 时,血尿酸可持续地升高。但应该注意的是当肾小球滤过率严重降低时,血尿酸仍相对升高不大明显,这种情况的出现主要是因为远端肾小管分泌尿酸代偿性增加的结果。在肾衰竭晚期,尿素氮、肌酐急剧上升,而血尿酸上升仍缓慢。尽管尿毒症时血尿酸的升高显著而常见,但继发性痛风性关节炎和痛风石的形成不常见。这种机制尚不明确,有学者认为,高尿酸血症和高血压、高脂血症、硬化性血管病变有关,并可能加速肾功能的进一步恶化。

(2)治疗:①如血尿酸高有继发性痛风症时,可使用别嘌醇治疗。②替代疗法:慢性肾衰竭一般讲是不可逆的。当肾功能不全时随着肾小球滤过率进一步下降,继而代谢废物潴留渐进加重,并可继发损害机体的多脏器组织功能。主要治疗方法应尽早血液透析或腹膜透析替代排泄或做肾移植。③合理膳食:根据患者的情况和检验结果,进行合理的膳食调摄,减少代谢产物的生成。④清洁保留灌肠:采用中医中药治疗,保留灌肠,调整肠道菌群及排泄毒素。

(十)慢性肾衰竭并发感染与治疗

慢性肾衰竭患者,非透析或维持性透析期合并感染是引起死亡的第二位原因。其主要原因是慢性肾衰竭患者免疫功能低下而致。各种感染明显高于普通人群。免疫功能障碍机制和表现如下。

1.病因病机

(1)生理防御屏障被破坏:慢性肾衰竭患者或透析者,皮肤干燥,汗腺分泌乳酸减少,呼吸道、胃肠道和泌尿生殖道黏膜功能被损害,易被病原微生物侵入。此外,透析患者的肺水肿有利于潜在的病原菌传播,细菌性肺炎发生率增加。

(2)免疫功能异常:尿毒症患者 B 淋巴细胞减少,且产生的免疫球蛋白下降和功能降低;T 淋巴细胞功能障碍,T 淋巴细胞总数也下降,特别是 T_4 细胞显著下降，T_4/T_3比值下降；单核细胞吞噬功能下降，趋化和杀菌能力受抑；多形核中性粒细胞的趋化性、黏附性和吞噬功能降低；自然杀伤细胞活性受抑；红细胞免疫功能降低。

2.感染部位及临床表现

并发感染常见于呼吸系统、泌尿系统、消化系统、皮肤及血管通道等。

血管通路相关感染是血液透析患者最常发生的并发症，占血液透析患者28％，使用导管建立的临时性血管通路感染，是动静脉瘘的 7.64 倍。腹静脉留置导管在保留 72 小时以内很少并发感染，但超过 3～7 天感染发生率明显增高。颈内动静脉留置导管感染的发生率相对较低。在保留 3 周以上感染率增高。永久性血管通路很少引起感染，其中动静脉瘘的感染率更低于人造血管。

其次为呼吸道感染、泌尿系统感染、皮肤感染等。

临床表现：常有发热、寒战、白细胞升高等中毒症状。

3.预防及治疗

感染的预防极为重要，需合理膳食，保证足够的能量；改善居住环境，保证室内温度、湿度稳定，空气的流通；生活、活动作息时间的规律；避免过度疲劳，常洗涤保持皮肤、口腔卫生等。如放置透析导管时，应经常注意管口和皮肤切口周围皮肤清洁消毒，保持导管及导管皮肤口的清洁卫生。

当已发生感染时，应积极选择敏感有效的抗生素，及时治疗，必要时做细菌培养，药敏试验。透析患者要得到有效的血药浓度，因许多药物可被透析清除，应及时补充。

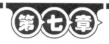

肾脏疾病的中西医结合治疗

第一节　急性肾小球肾炎的中西医结合治疗

一、概说

急性肾小球肾炎(简称急性肾炎)是肾小球疾病中常见的一种类型,为原发性肾小球肾炎,多起病较急,临床以血尿、蛋白尿、水肿、高血压为主要表现。病程大多为4~6周,少数成人患者可长达半年至1年。发病前1~4周多有上呼吸道感染、皮肤感染等病史,基本病理变化为肾小球弥漫性增生性改变,与免疫复合物的沉积关系最为密切。预后大多良好,约有30%的成年人患者迁延不愈,转为慢性肾炎,极少部分重症患者可导致急性心力衰竭、高血压脑病、尿毒症而危及生命。本病属于中医的"水肿""尿血"范畴。

二、病因病理

本病多由感受风、湿、毒邪,而致肺脾肾功能失司。风邪外袭,内会于肺,若为风寒,则肺气郁闭;若为风热,则肺失清肃。均使水之上源受阻,肺失宣降,上不能宣发水津,下不能通调水道,疏于膀胱,以致风遏水阻,风水相搏,风鼓水溢,内犯脏腑经络,外浸肌肤四肢,出现水肿等症。水湿内侵致脾为湿困;肾为湿遏,失其温煦、开合、固摄之能,水湿之邪泛溢肌肤,水谷精微暗渗于下,而致四肢浮肿,尿液混浊。肌肤疮痍,湿毒浸淫,未能及时清解消散,由皮毛内归脾肺,水液代谢受阻,亦可发生上述病理变化。风湿毒邪内郁,皆可酿热化火,若损伤肾之脉络,致使血溢,沿尿路下渗而见尿血;若夹湿毒上攻凌心、潴留脾肾,耗气伤阴,乃至枯竭,则可呈现神昏衰竭等危重状态。

总之,诸多病因虽可单独致病,但大多兼夹为患,且相互转化,使其病机复杂化。证情虽有轻重的不同表现,但终不越风、湿、毒三因和肺、脾、肾三脏,临床诸证皆缘于此。

三、诊断

(一)临床表现

初起少尿多见,多有程度不等的水肿,轻者仅面部、下肢水肿,或仅在早晨起床时见到眼睑水肿,重者可为全身明显水肿,甚至出现腹水和胸腔积液。初起血压呈轻度或中度升高,大部分收缩压在24.0 kPa(180 mmHg)以下,且波动性大,持续时间较短,常有全身不适、乏力、腰酸、头痛、恶心、呕吐等症状,重者可有剧烈头痛、视力障碍、喘促气急等表现。

(二)实验室检查

1.尿常规

多数为镜下血尿,亦有肉眼血尿者。蛋白尿程度不等,多数为(+)～(+++),亦有微量者。多数有红细胞、白细胞和颗粒、上皮等各种管型。

2.肾功能检查

少尿超过1周,即可出现肾功能不全表现,但多不严重,随尿量增加,程度可逐渐减轻。

3.血常规

轻度血红蛋白降低,为水钠潴留、血液稀释的结果。白细胞一般不增多,或仅轻微增高,嗜酸性粒细胞有时稍增多,红细胞沉降率常增快。

4.其他

血清总补体 CH50、C3、C4 呈一过性下降,抗"O"滴定度升高,去氧核糖核酸酶 B 常增加,血浆白蛋白降低而 α_2 球蛋白升高。

四、鉴别诊断

(一)与发热性蛋白尿鉴别

在急性感染发热期间,出现蛋白尿、管型尿,有时为镜下血尿,易与不典型急性肾炎相混,但前者无水肿及高血压,热退后尿异常消失。

(二)与急性肾盂肾炎鉴别

急性肾盂肾炎常有腰部不适、血尿、蛋白尿等类似肾炎的表现,而急性肾炎的少尿期亦常有排尿不适感,但前者一般无少尿表现,而发热、尿频、尿急明显,尿中白细胞增多,有时可见白细胞管型,尿细菌培养阳性,多数无水肿及高血压,抗感染治疗有效。

(三)与慢性肾炎急性发作鉴别

慢性肾炎急性发作多有肾炎史,每于上呼吸道感染后 3～5 天内出现症状,潜伏期短,贫血、低蛋白血症及高脂血症往往较明显,尿少而比重低,肾功能呈持续性损害等。

五、并发症

在治疗不当或病后不注意休息的儿童,有时可发生急性充血性心力衰竭,少数发生高血压脑病、急性肾衰竭。

六、中医证治枢要

(一)祛邪利水是基本法则

本病是一种以标实为主的疾病,故疏散外邪,恢复失调的脏腑功能,是本病治疗的主要原则。针对病因多为风湿毒,常用疏风宣肺,清热利湿等法。即《黄帝内经》指出的"去菀陈莝……开鬼门,洁净府"。

(二)掌握病机转归及治疗重点

初起邪气壅盛,肺卫失宣,水湿潴留,治肺为主,肺为水上之源,上源清则下流洁。嗣后水渐消而湿未净,困阻中焦,治当运脾为主,脾旺则能胜湿。后期湿邪渐化而肾气已虚,以治肾为主,肾气复则病向愈。这些分段治疗方法,是指突出重点,把握某一阶段的主要病机而言。正如《医宗金鉴》所载:"治水肿症宜先导其水以杀其势,后补其火以壮其肾;清肺以利气机,和肠胃以畅消化,通膀胱以行水泉。真气即知,机关自顺。"可见调理肺、脾、肾三脏功能,实为治疗本病的关键。但临证使用时并非截然分开,有时尚须相互配合,数法同用,但需主次有序。

(三)参合诸多因素,务求辨证为主

本病部分患者向中医求治前,已使用过利尿剂,以致浮肿不著,症状隐匿,甚至无证可辨,在这种情况下,当参考实验室检查的异常变化,结合个人的临床经验,采用相应的方药予以治疗。一般从病史、病程、初起症状、治疗经过及就诊时的舌苔、脉象等大多可以判断相应证候类型,决定从肺脾肾何脏入手或采用针对异常检查指标的效方验方。如能在长期的临床实践中,逐步积累经验,探索出用药规律,对辨证论治将大有裨益。

七、辨证施治

(一)风寒束肺

主症:起病急骤,眼睑先肿,继则四肢及全身皆肿,微恶风寒,咳喘,骨节酸痛,溲少便稠。舌质淡,苔薄白,脉浮滑或紧。

治法:疏风散寒,宣肺利水。

处方:麻黄汤合五皮饮加减。麻黄 10 g,杏仁 10 g,桂枝 10 g,甘草 6 g,生姜皮 15 g,桑白皮 15 g,陈皮 10 g,大腹皮 30 g,茯苓皮 15 g。

阐述:方用麻黄汤解表散寒,开利肺之郁闭;五皮饮利水消肿,二者相合,可奏祛风寒,利肺气,行水湿之效。兼呕恶欲吐者,加苏叶、藿香;尿中有白细胞者,加白花蛇舌草、半枝莲;红细胞较多甚至肉眼血尿者,加小蓟、三七。若恶风有汗者,加白芍,酌减麻黄之量。本证发于起病之初,临床并不少见,只是由于一般多运用西药利尿等法,而为医者所忽视。临床运用时,可于本方加入石膏,取越婢汤意,用麻黄、石膏相伍,一宣一清,使肺布散有度,水气自消。麻黄、石膏用量比以 1:(3～5)最佳。

(二)风热犯肺

主症:突然眼睑和面部浮肿,血尿明显,发热恶风,咽喉肿痛,口干而渴,小便短赤。舌边尖微红,苔薄而黄,脉浮数或沉数。

治法:疏风清热,宣肺利水。

处方:桑菊饮加味。桑叶 12 g,菊花 9 g,桔梗 6 g,连翘 12 g,杏仁 9 g,甘草 3 g,薄荷 6 g,蒲公英 15 g,紫花地丁 15 g,银花 12 g,益母草 15 g,桑白皮 30 g,茯苓皮 30 g。

阐述:方以桑菊饮辛凉疏表,宣散肺热;又以蒲公英、紫花地丁清热解毒;银花合连翘透邪清热,发表肃肺;桑白皮肃肺走表,散表湿;茯苓皮淡渗行水湿。佐以益母草活血利水,取血行气畅而水去之义。诸药合用,共奏宣肺清热利水之效。肺热甚,咳嗽重者,可加黄芩;咽喉痛甚者,加僵蚕、射干;尿痛者,加生地、瞿麦;血尿者,加鲜茅根、地榆。

上述风邪外袭两个证候,均见于急性肾炎初起,风水搏击,起病急骤,病情变化迅速,治疗用药同中有异,宜细审之。

(三)湿毒浸淫

主症:眼睑浮肿,延及全身,小便不利,身发疮痍,甚则溃烂。舌质红,苔薄黄腻,脉濡数或滑数。

治法:祛湿消肿,清热解毒。

处方:麻黄连翘赤小豆汤合五味消毒饮加减。麻黄12 g,连翘15 g,赤小豆15 g,桑白皮15 g,杏仁10 g,生姜皮12 g,金银花15 g,菊花12 g,蒲公英15 g,紫花地丁15 g,紫背天葵15 g。

阐述:此证气候炎热地区多见。多由于皮肤湿疹疮毒或外感表证已解,湿郁化热而引起。方中麻黄、杏仁、生姜皮发表逐邪,宣降肺气,调畅水道;连翘、赤小豆、桑白皮苦寒性善下行,清利肺热,又能清热解毒,行血排脓;金银花、蒲公英、菊花味苦性寒,与紫花地丁、紫背天葵共为疗疮肿脓毒之良品;甘草、大枣和胃缓中。此方可发表利水,消肿解毒。若湿热壅盛,皮肤糜烂者,加苦参、土茯苓;风盛夹湿而瘙痒者,加白鲜皮、地肤子疏风利湿止痒;血热红肿甚者,加丹皮、赤芍;肿势重者,加大腹皮、茯苓皮。

(四)水湿浸渍

主症:肢体浮肿,延及全身,按之没指,小便短少混浊,身重困倦,胸闷纳呆,泛恶。苔白腻,脉沉缓。

治法:行气利水,渗湿消肿。

处方:中满分消丸加减。厚朴12 g,枳实10 g,黄连6 g,黄芩9 g,知母12 g,半夏12 g,陈皮9 g,茯苓12 g,泽泻12 g,猪苓12 g,砂仁6 g,干姜6 g,党参12 g,白术9 g。

阐述:本型出现于急性肾炎以肾病综合征表现为主的患者。水势弥漫,内外交困,外肿肌肤,内肿脏腑,极易出现多种并发症。故当以利水为第一要务。方用李东垣的中满分消丸,集行气燥湿利水于一体,使脾气振奋,水湿得除。若上半身肿甚者,加麻黄、杏仁;下半身肿甚者,加防己、薏苡仁;若身寒肢冷、脉沉迟者,加附子、干姜。

(五)肾虚湿热

主症:血尿、蛋白尿迁延不愈,水肿时起时消,全身疲乏,口干口苦口腻,纳食不佳,夜有盗汗,五心烦热。舌质红,苔腻或厚,脉细弱或滑数。

治法:清利湿热,和阴益肾。

处方:八正散合二至丸加减。车前子12 g(包煎),黄柏12 g,萹蓄15 g,瞿麦15 g,茯苓12 g,蒲公英15 g,紫花地丁15 g,银花15 g,连翘15 g,白花蛇舌草15 g,旱莲草12 g,女贞子12 g。

阐述:此型为急性肾炎急性期过后,主症已不显著,但尿液检查仍未转阴,临床似乎是无证可辨。此时不可早进温补,免致滋腻生湿留热之弊。方用车前子、茯苓利湿于下窍,配以萹蓄、瞿麦泄热利湿,蒲公英、紫花地丁、白花蛇舌草苦寒,清热解毒,以肃清残余之热。用二至丸益肾阴,扶助被邪耗伤之阴。此型属正虚邪恋,治宜标本兼顾。

(六)肾络瘀阻

主症:血尿、蛋白尿持续不愈,水肿大部消退,腰膝酸痛,或有肢体麻木。舌质紫黯,脉细涩。

治法:活血化瘀,利水泄浊。

处方:益肾汤加减。当归 12 g,川芎 9 g,白芍 12 g,生地 12 g,益母草 30 g,白茅根 15 g,丹参 12 g,泽兰 12 g,红花 6 g。

阐述:本型常见于本病的后期,有转化成慢性肾炎之趋势,为水湿潴留,三焦气滞,血行不畅与水湿相合而致,病难速愈。方以四物汤养血和血,益母草、丹参、泽兰活血利水,红花活血化瘀,白茅根凉血止血,共成祛瘀活络之效。

八、西医治疗

采取对症和支持疗法,主要环节为预防和治疗水、钠潴留,控制循环血容量,从而达到减轻症状(水肿、高血压)、预防致死性并发症(心力衰竭、脑病)及防止各种加重肾脏病变因素、促进病肾组织学和功能修复的目的。

(一)消除感染病灶

对尚留存体内的前驱感染灶及隐蔽病灶,均主张用青霉素(过敏者用红霉素)常规治疗 2 周。

(二)对症治疗

1.利尿

控制水、盐摄入量后,水肿仍明显者,应加利尿剂,常用噻嗪类利尿剂,必要时可用强利尿剂,如呋塞米等。袢利尿剂于肾小球滤过功能严重受损,内生肌酐清除率(Ccr)<5%时仍有利尿作用。还可应用各种解除血管痉挛的药物以达到利尿的目的,常用利尿合剂(20%~25%葡萄糖注射液 200 mL,普鲁卡因 0.5 g,咖啡因 0.25 g,氨茶碱 0.25 g)静脉滴注。利尿治疗中应注意维持水、电解质及酸碱平衡。

2.降压

积极控制血压,预防心脑血管并发症,常用药有肼屈嗪等血管扩张药与利血平综合使用,必要时可用甲基多巴,如需快速降压者可用硝普钠等。合并惊厥者,降压治疗同时可加用 10% 水合氯醛灌肠,或异戊巴比妥肌内注射或静脉注射。

3.控制心力衰竭

主要措施为利尿、降压、减轻心脏前后负荷,可用 α 受体阻滞剂如酚妥拉明、袢利尿剂如呋塞米。洋地黄类不作常规使用。仍不能控制可应用血液滤过脱水治疗。

4.其他

如肾上腺皮质激素及免疫抑制剂一般无需使用。

5.具有下列情形之一者,应及时行肾活检以助确诊

急性期出现大量蛋白尿;少尿持续 1 周以上或进行性尿量减少,血清肌酐水平持续增高,要警惕急进性肾炎的可能;持续性低补体血症超过 1 个月。

九、中西医优化选择

中医治疗本病有一定的优势,除非有较严重的并发症,一般均可通过常规服中药而获愈。中药主要是通过疏风宣肺、清热解毒、活血化瘀、利水消肿等法,达到祛邪扶正,调节脏腑失司,促进病肾早日修复的目的。

在如下情况下可考虑用西药配合。

(1)水肿在用中药后效果不显,或出现心衰征象。

(2)局部感染严重,病灶明显者,可早期足量用抗生素。

(3)出现严重并发症如左心衰、高血压脑病、急性肾衰竭等。

第二节　慢性肾小球肾炎的中西医结合治疗

一、概说

慢性肾小球肾炎是指由多种原发性肾小球疾病所导致的较长病程的疾病,临床以蛋白尿、水肿、血尿、高血压或伴肾功能减退为特征,成年人常见,除小部分有急性肾炎史外,多数起病缓慢,呈隐匿性经过。根据其临床表现,本病可归

于中医的"水肿""虚劳""尿血"等范畴。

二、病因病理

慢性肾炎主要是由于外邪入侵,饮食不节,劳倦内伤,调摄失宜及禀赋不足诸因素致脏腑内虚后,复受邪袭,迁延日久而成。其病位主要与肺、脾、肾有关,亦可累及心、肝,致病之邪主要是外感六淫,也包括由于脏腑失调而产生的病理产物,如瘀血、湿浊、湿热等。其中正虚是发病的基础,邪实是发病的条件。

肺失通调,脾失健运,肾失开合,可致三焦水道失畅,水液停聚,泛滥肌肤而成水肿;脾肾不固或邪浊停蓄,迫精外泄均可致精微不摄,而成蛋白尿;脾失统摄,肾络受损可出现血尿;水不涵木,肝肾不足,湿浊瘀血阻络均可致阳亢无制,而出现高血压。本病早期多出现水湿潴留之证,渐至脾肾渐亏,湿化为热,湿热耗伤气阴,使正气更虚,日久必致阴阳气血俱亏,邪浊更甚,终于脾肾愈衰,邪浊愈重,而归于脾肾衰败,浊邪壅闭的重症。正气不复,易使邪气留恋,而邪气留恋,导致正气更难恢复,此为本病邪正消长,标实本虚的病理特点,亦构成其迁延不愈和逐渐进展的病理基础。

三、诊断

(一)临床表现

1.水肿

患者均有不同程度的水肿,轻者仅面部、眼睑和组织松弛部水肿,甚至可间歇出现,重者则全身普遍性水肿,并可有腹(胸)水。

2.高血压

一部分患者有高血压症状,血压升高可为持续性,亦可呈间歇性,以舒张压升高[高于 12.0 kPa(90 mmHg)]为特点。

3.尿异常表现

此为必有症状,尿量变化与水肿及肾功能情况有关,水肿期尿量减少,无水肿者尿量多正常,肾功能明显减退;浓缩功能障碍者常有夜尿,多尿,尿比重偏低(<1.020),尿蛋白含量不等,多在 1~3 g/24 h,亦可呈大量蛋白尿(>3.5 g/24 h),尿沉渣中可见颗粒管型、透明管型,伴有轻中度血尿,偶可见肉眼血尿(为肾小球源血尿)。

4.肾功能不全

主要指肾小球滤过率(GFR)降低,就诊时多数患者内生肌酐清除率(Ccr)尚未降到正常值 50% 以下。

5.贫血

有轻至中度以上正常细胞正色素性贫血。水肿明显者可轻度贫血,可能与血液稀释有关。

(二)实验室检查

除上述尿常规及肾功能检查外,还有其他检查有助于诊断及预后判断。

1.尿液检查

尿 C_3 测定、尿纤维蛋白降解产物(FDP)测定、尿圆盘电泳、尿蛋白选择指数,有助于分析其原发病的病理类型。

2.血液检查

血清补体测定、免疫球蛋白测定、β 微球蛋白,对分析病理类型及预后有参考价值。

3.超声检查

观察肾脏形态学改变,以供诊断参考。

4.肾脏活体组织检查

直接观察慢性肾炎之原发疾病病理类型,对其诊断、治疗和预后都有很重要的意义。

四、鉴别诊断

(一)本病普通型和慢性肾盂肾炎鉴别

泌尿系统感染史,尿沉渣中白细胞经常反复出现,甚至有白细胞管型,尿细菌学检查阳性,均可提示慢性肾盂肾炎。其晚期亦有大量蛋白尿和高血压及肾功损害,但肾小管功能损害先于氮质血症,且具有肾小管性蛋白尿的特征,一般无低蛋白血症,肾图示双侧肾损害差异较大。多见于女性。有时慢性肾炎合并尿路感染,用抗生素治疗,其尿改变、氮质血症或可好转,但肾炎综合征仍会存在。

(二)本病高血压与原发性高血压继发肾脏损害的鉴别

后者多发生于 40 岁以后,常先有多年的高血压史,有全身各器官动脉硬化表现,尿蛋白多不严重,无低蛋白血症,无贫血,肾小管损害较肾小球损害明显。

(三)本病急性发作而既往史不明显者需要与急性肾炎鉴别

较短的潜伏期,伴明显的贫血,低蛋白血症,眼底及心脏改变和 B 超检查双肾不增大,均可与急性肾炎鉴别。

(四)与继发于全身疾病的肾损害鉴别

全身性疾病出现肾损害的有过敏性紫癜、糖尿病、结缔组织病、高尿酸血症等。各系统的详细检查可助确诊。

(五)本病肾病型与类脂性肾病鉴别

均可有肾病综合征的表现,有时类脂性肾病虽一过性出现高血压、肾功能不全,但经利尿及消肿治疗会很快恢复,一般镜下血尿很少,且尿蛋白高度选择性,尿 C_3、FDP 无,对激素敏感,而肾病型与之相反。

五、并发症

(一)心功能不全

由于高血压、贫血、水肿等,表现为心脏扩大、心律失常及心力衰竭。

(二)多种感染

因低蛋白血症,抗感染能力低,易发生呼吸道、泌尿道、皮肤等感染。

六、中医证治枢要

(一)权衡邪正主次、把握治法侧重

本病以脾肾损伤为根本,但急性发作时常可表现出标实为主的症状,如热毒、湿热、瘀血、外感,可在邪气壅盛之时,主以祛邪之法;在邪气较缓,正虚较著时,以扶正为法,兼以祛邪。

(二)治标治本灵活使用

扶正之法包括培补脾肾、滋补肝肾、补脾益气;祛邪之法包括清利湿热、活血化瘀、清热解毒、祛风胜湿等,在辨证基础上可灵活配合施用。

(三)水肿与蛋白尿孰主孰从,掌握辨证重点

水肿和蛋白尿是慢性肾炎的难治点,水肿不去,蛋白尿难解。治水肿重在宣肺、健脾、温肾,以恢复失调的脏腑功能,可根据临床表现辨证运用。蛋白尿为脾肾不固或邪实迫精外泄,因此可有益脾肾与祛浊邪单用或合用的不同。临床应注意水肿与蛋白尿孰主孰从,以此制订合理的治疗方案。

(四)重视湿热与瘀血病理产物的作用

本病迁延过程中,均可不同程度表现出湿热瘀血的证候,它是病变不愈的重要环节。如常法疗效不著时,应多加考虑。

(五)重视恢复脾胃功能

脾胃为后天之本,精微漏失,机体营养不良,抵抗力下降,都有赖脾胃健运而恢复。在用药上及治疗中都要时时顾护脾胃的健运功能。

七、辨证施治

(一)风邪外束,三焦不利

主症:全身浮肿,来势迅速,多有恶寒、发热、肢节酸楚、小便不利等症,或伴咽喉红肿疼痛。舌苔薄白,脉浮数。

治法:疏风清热,宣肺利水。

处方:越婢汤加味。麻黄 10 g,生石膏 30 g(先煎),甘草 6 g,车前子 15 g(包煎),冬瓜皮 15 g,白术 15 g,杏仁 10 g,生姜 9 g,大枣 3 枚。

阐述:本型多见于慢性肾炎急性发作者。在呼吸道感染、皮肤感染等之后3~4 天出现。方中麻黄辛温,散邪宣肺,以复通调水道之功;石膏辛寒,直清肺之郁热。麻石相伍,一宣一清,使邪去肺之宣降自复。杏仁止咳,车前子、冬瓜皮利水,白术利水祛湿,共成宣肺清热利水之功。本病急性发作期,配合清热解毒法治疗,比单纯地从风水论治,疗效更为显著。尤其对一些持续性水肿、蛋白尿不易消除的治疗,酌情加入清热解毒之品,如金银花、连翘、蒲公英、板蓝根、鱼腥草等可提高疗效,减少疾病反复。

本型有时可出现一过性的肾功能不全加重,此时应采取综合疗法,可配合西药的降压、利尿、强心等法以加强效果。

(二)脾虚气滞,水湿内停

主症:下肢浮肿或全身浮肿,面色少华,神疲乏力,四肢倦怠,食欲下降,大便不实或溏泄,脘腹痞满。舌淡,苔白腻,脉沉。

治法:健脾行气,化湿利水。

处方:香砂六君子汤加味。党参 15 g,白术 12 g,茯苓 15 g,木香 10 g,砂仁 6 g(后下),半夏 12 g,陈皮 9 g,冬瓜皮 30 g,大腹皮 15 g。

阐述:本型多见于慢性肾炎肾病型,水肿较著,持续难消。方用香砂六君子汤健脾行气,加冬瓜皮、大腹皮祛湿行水,共奏实脾利水之功。水肿甚者,加泽泻、猪苓;腹胀甚者,加枳壳、槟榔;呕吐者,加藿香、生姜;面色㿠白,纳呆便溏,水肿相对较轻者,可去冬瓜皮、大腹皮,加扁豆、山药、莲子;如水湿化热,可合用疏凿饮子。

慢性肾炎治疗过程中,经常出现脾胃不和的症状,如纳食不馨,脘痞腹满。调理脾胃,是治疗疾病重要的一环。临证时,一定要详审病情,酌情运用健脾和胃之法。此正体现了中医的崇土制水、脾为后天的思想。

(三)肾阴不足,热毒内蕴

主症:腰痛,身热口渴,咽干,小便黄赤,稍有不慎即可引起血尿加重,甚则蛋白尿,眼睑浮肿或有或无。舌红,苔微黄或净,脉细数。

治法:益肾滋阴,清热解毒。

处方:知柏地黄丸合二至丸加减。生地 15 g,玄参 15 g,白芍 12 g,竹叶 6 g,丹皮 10 g,黄柏 10 g,知母 10 g,茯苓 15 g,双花 15 g,连翘 10 g,旱莲草 15 g,女贞子 15 g,益母草 20 g。

阐述:此型多发生于慢性肾炎而兼有扁桃体炎、咽炎的患者。足少阴肾经循喉挟舌本,而外感热毒,迁延不愈,循经入肾,耗灼肾阴,标本同病,故用上方标本同治。如尿热不适,加半枝莲、白花蛇舌草;血尿明显者,可加大小蓟、地榆;舌苔腻者,加苍术、薏苡仁;潮热盗汗者,加青蒿、鳖甲。如扁桃体红肿日久,反复发作,可考虑行扁桃体摘除术。

(四)肝肾阴虚,血瘀络阻

主症:头昏目眩,甚则视物不清,耳鸣,腰背酸痛,午后颧红。舌质黯红,脉弦细。

治法:滋养肝肾,活血化瘀。

处方:杞菊地黄汤合桃红四物汤加减。红花 6 g,当归 12 g,生地 15 g,白芍 12 g,川芎 10 g,茯苓 15 g,益母草 15 g,女贞子 15 g,枸杞 15 g,杭菊花 15 g,山萸肉 10 g,丹参 15 g,钩藤 15~30 g(后下),灵磁石 30 g(先煎)。

阐述:慢性肾炎高血压患者多见此型。当阴亏日久,肾络失和,渐积血滞成瘀所致。属本虚标实之证。若神疲乏力,面浮肢肿者,加黄芪;小便短涩不适,加半枝莲、白花蛇舌草;腰酸膝软甚者,加桑椹、山萸肉。方用杞菊地黄汤调益肝肾之阴,并加川芎、红花、当归、丹参、益母草等活血祛瘀,钩藤、灵磁石等潜镇降压,余如臭梧桐、珍珠母、罗布麻等亦可酌情选用。

(五)脾肾两虚

主症:形寒怕冷,面浮肢肿,面色淡白,少气乏力,腰膝酸软,足跟痛,口淡纳差,大便溏薄,尿多色清或微混。舌胖嫩,脉沉细。

治法:温补脾肾。

处方:济生肾气汤加减。党参 15 g,黄芪 30 g,熟地 30 g,山药 15 g,山萸肉 10 g,茯苓 15 g,泽泻 10 g,丹皮 10 g,肉桂 3～6 g,熟附片 6～10 g,车前子 10 g,牛膝 10 g。

阐述:本型多见于慢性肾炎后期,血浆蛋白持续不升,病情处于相对的稳定期。故用济生肾气汤加减,脾肾双补,阴阳并调,振奋阳气,并能利湿。方中加入党参、黄芪益气固脾,兼有脾胃湿浊者,症见恶心呕吐,腹胀有水鸣,大便溏薄,可加苍术、厚朴、藿香;兼有湿热者,症见尿频或混浊不清,可加萹蓄、瞿麦、白花蛇舌草;兼有热毒者,症见咽红不适,白细胞总数高或淋巴细胞增高者,可加银花、蒲公英、紫花地丁;兼有瘀血者,症见舌质黯红,肢体麻木,可加丹参、赤芍、川芎。

(六)气阴两虚,湿热蕴蓄

主症:晨起眼睑浮肿,面㿠神疲,五心烦热,时有自汗,咽部黯红。舌质淡尖红,苔白略腻,脉沉。

治法:益气养阴,清热利湿。

处方:清心莲子饮加味。党参 15 g,生黄芪 30 g,车前子 15 g(包煎),茯苓 15 g,黄芩 15 g,地骨皮 15 g,麦冬 15 g,莲子 20 g。

阐述:此型最常见,亦为决定慢性肾炎转归的重要阶段。因慢性肾炎气化失司,水湿潴留,渐而化热,可形成湿热合邪,且湿伤气,热耗阴,久之气阴暗耗;气阴一耗,则水湿无以化,虚热更甚,致成气阴两虚,湿热蕴蓄之证。如任其发展,气损及阳,阴伤及血,湿热蔓延衍生瘀血、水湿浊邪等,势必形成脾肾衰败,浊邪内闭的危证,故应积极治疗,阻止其进一步发展。方中以党参、生黄芪益气;地骨皮、黄芩、麦冬、莲子滋阴清热,茯苓、车前子利湿。如尿涩热,口腻者,可加瞿麦、白花蛇舌草;咽痛者,可加僵蚕、牛蒡子。

八、西医治疗

(一)控制感染

常选用青霉素类或大环内酯类抗生素或林可霉素等药。

(二)对症处理

水肿、尿少者可选用噻嗪类利尿剂,常同时配用保钾利尿药,以增强利尿效果。常用氢氯噻嗪合氨苯蝶啶。如上药无效时,可用呋塞米、依他尼酸等强利尿剂,特别是呋塞米在肾功能严重受损时仍有效果。若血浆蛋白过低(小于25 g/L),利尿剂往往达不到消肿目的,应适当补充白蛋白或血浆,以提高血液胶体渗透压,促进利尿,消肿。

高血压患者可适当选用利尿剂或降压药。在利尿消肿之后,血压仍不降者,可加用血管紧张素转化酶抑制剂(ACEI)、钙通道阻滞剂,还可配合周围血管扩张药,中枢降压药亦可选用。少数顽固患者,可用血管紧张素 II 转化酶抑制剂。但切记血压不宜下降得过快、过低。

(三)糖皮质激素和细胞毒药物的运用

常用药物为泼尼松,剂量 0.5～1 mg/(kg·d),对其反应好的病例,服药后约 1 周,开始利尿消肿,尿蛋白逐渐减少,直到消失,以后逐渐减量,每周减少 5 mg,当减至 10～15 mg 时,作为维持量不再减少,并改为隔天服药 1 次,将 2 天药量于早餐前 1 次服下,维持量应服半年或 1 年,激素撤退不宜过快,否则症状易复发。若服泼尼松 3～4 周后,仍无利尿效果,蛋白尿亦不减轻,则表明疗效差,可改用地塞米松或泼尼松龙或加用细胞毒药物,若再用 2～3 周仍无疗效,则表明对激素反应差,宜停药。细胞毒药可用环磷酰胺、氮芥之类。

九、中西医优化选择

目前中西医对慢性肾炎均无公认的特效药,中药通过其调整机体免疫状态,改善肾脏病理变化,从而缓解慢性肾炎的病理变化,对促进病情好转有益,一般对症治疗病情较重者,如水肿、高血压甚者,可先用西药予以控制,然后再用中药辨证治疗。各症状表现较缓者,通过中医辨证论治多可收到效果。中医药配合激素乃至细胞毒药物,既减轻了后者的不良反应,又起到协同作用,降低了激素依赖型的依赖程度,还可以使部分激素无效型转为有效型。而对难治性病例,还应中西医结合治疗为好,如激素加中医辨证论治疗法。

参 考 文 献

［1］李顺民.现代肾脏病学［M］.北京：中国中医药出版社，2019.

［2］李浩.肾内科疾病临床诊疗［M］.北京：科学技术文献出版社，2018.

［3］邢利.现代肾内科疾病诊治学［M］.沈阳：沈阳出版社，2020.

［4］王晨丹.肾脏病基础与临床［M］.北京：科学技术文献出版社，2019.

［5］李莉.肾内科疾病临床诊断与治疗［M］.天津：天津科学技术出版社，2018.

［6］杨志宏.临床内科疾病诊断与治疗［M］.长春：吉林科学技术出版社，2019.

［7］孙芳.临床肾内科诊疗精要［M］.天津：天津科学技术出版社，2018.

［8］李俊.慢性肾脏病诊治新进展［M］.昆明：云南科技出版社，2019.

［9］杨雪花.肾内科疾病诊疗路径［M］.北京：科学技术文献出版社，2018.

［10］冯晓明.临床肾内科疾病诊疗精要［M］.南昌：江西科学技术出版社，2020.

［11］李春媚，毕敏，傅雪莲.肾脏内科疾病诊疗精要［M］.长沙：湖南科学技术出版社，2021.

［12］李兆军.肾内科疾病临床诊断与治疗实践［M］.长春：吉林科学技术出版社，2019.

［13］曲小菡，李增艳，陈斌，等.现代肾内科疾病临床诊断与治疗［M］.兰州：兰州大学出版社，2018.

［14］苑秀莉.肾内科疾病临床诊断与治疗实践［M］.天津：天津科学技术出版社，2020.

［15］张昆.肾内科疾病诊疗学［M］.长春：吉林大学出版社，2019.

［16］张焕峰.实用肾内科疾病诊疗常规［M］.北京：科学技术文献出版社，2018.

［17］刘镜，郎晓玲，于文超.实用临床内科诊疗学［M］.北京：中国纺织出版社，2020.

［18］高克彬.实用肾内科常见病与血液净化［M］.北京：科学技术文献出版社，2019.

[19] 吴兴波.肾脏内科疾病诊疗与血液净化[M].天津:天津科学技术出版社,2020.

[20] 王利秀.临床肾内科疾病诊疗新进展[M].沈阳:辽宁科学技术出版社,2021.

[21] 樊文星.肾内科疾病综合诊疗精要[M].北京:科学技术文献出版社,2020.

[22] 王为光.现代内科疾病临床诊疗[M].北京:中国纺织出版社,2021.

[23] 林善锬.现代肾脏病临床前沿焦点[M].上海:复旦大学出版社,2021.

[24] 卢雪红.现代肾内科综合诊治与血液净化[M].北京:科学技术文献出版社,2019.

[25] 张嵘嵘.肾脏疾病临床诊疗进展与实践[M].昆明:云南科技出版社,2020.

[26] 薛洪璐.现代内科临床精要[M].长春:吉林科学技术出版社,2019.

[27] 陈飞.肾脏疾病诊断与治疗[M].昆明:云南科技出版社,2020.

[28] 曹伟波.新编肾内科疾病诊疗精要[M].长春:吉林科学技术出版社,2019.

[29] 付海霞,张宏,宋艳,等.肾脏疾病诊断与治疗[M].北京:科学出版社,2020.

[30] 周伟伟,张丽,张莉莉,等.现代肾内科综合诊治与血液净化[M].哈尔滨:黑龙江科学技术出版社,2022.

[31] 马国英.临床肾内科疾病诊疗技术[M].长春:吉林科学技术出版社,2019.

[32] 邹春波.肾脏内科疾病诊治学[M].天津:天津科学技术出版社,2020.

[33] 刘晓明,郝园园,魏玉成,等.临床中西医结合治疗内科疾病[M].哈尔滨:黑龙江科学技术出版社,2022.

[34] 许志有,邢东文,林坚,等.肾炎舒片、还原型谷胱甘肽联合常规治疗对急性肾小球肾炎患者的临床疗效[J].中成药,2020,42(4):917-920.

[35] 周巧玲,唐荣.如何应对难治性肾病综合征[J].肾脏病与透析肾移植杂志,2019,28(2):145-146.

[36] 郭文聪,董冰子,张瑞晓,等.原发性远端肾小管酸中毒患者的基因突变分析和临床表型研究[J].中华肾脏病杂志,2021,37(9):712-722.

[37] 陈安琴,蒋伟芳.三金片联合左氧氟沙星治疗急性肾盂肾炎的临床疗效观察[J].中华中医药杂志,2020,35(4):1900-1902.

[38] 孙立新,黄涛,高扬,等.连续性肾脏替代疗法对老年重症急性肾衰竭患者肾功能、血流动力学及炎症因子的影响[J].中国老年学杂志,2019,39(24):6036-6039.